Herbert Vollmann
Regard sur l'autre monde

Herbert Vollmann

Regard sur l'autre monde

ÉDITIONS STIFTUNG GRALSBOTSCHAFT
STUTTGART
ÉDITIONS DU GRAAL
BRUXELLES · PARIS · MONTRÉAL

Traduit de l'allemand.
Titre de l'original: «Ein Blick in die andere Welt».
Verlag der Stiftung Gralsbotschaft, Stuttgart, 1995.
Quatrième volume de l'ensemble des écrits de
Herbert Vollmann, édition définitive.
1re édition 2002
ISBN: 2-900811-74-0
Imprimé en Allemagne par Clausen & Bosse, Leck
Dépôt légal: mai 2002

Table des matières

Deuxième partie :
Le nombre, l'essence de toute chose

Troisième partie :
Quel sera l'avenir en ces temps de détresse et de confusion ?

Quatrième partie :
L'Apocalypse aujourd'hui

Avant-propos

Il est bon de dépasser pour une fois notre horizon terrestre et de jeter un regard sur l'autre monde afin que nos vues s'élargissent.

De nouveaux rapports entre tout ce qui est se révèlent ainsi à nous ; ils apportent des connaissances entièrement nouvelles qui nous permettent d'acquérir la certitude que l'en-deçà et l'au-delà sont indissolublement liés et ne font qu'un. Nous constatons alors que les lois de la Création sont elles aussi à l'œuvre de façon identique, tant ici-bas que dans l'au-delà.

L'attention est également attirée sur l'Apocalypse, puisque nous vivons actuellement l'une de ses phases les plus importantes.

Les explications données dans cet ouvrage sont fondées sur les connaissances révélées dans le Message du Graal «Dans la Lumière de la Vérité» de Abd-ru-shin.

Vomperberg, septembre 1995

Première partie

Sagesse et vérités dans divers proverbes et locutions

De nombreux proverbes et locutions renferment une grande sagesse et de profondes vérités. Ils sont donc hors du temps et valables pour tous les temps parce que la Vérité est éternellement identique à elle-même.

Font aussi partie de ces proverbes et locutions les adages dictés par la sagesse populaire. Mais qu'est donc la «sagesse populaire» ? Il y eut de tout temps des hommes qui, grâce à leur intuition naturelle, étaient liés aux forces qui œuvrent dans la Création.

Leur esprit à l'écoute pressentait certaines réalités et certains processus de la Création et les traduisit en mots simples qui devinrent par la suite des «proverbes» ou des «locutions».

Dans les pages qui suivent, la sagesse et les vérités contenues dans divers proverbes et locutions vont être étudiées de plus près à l'aide des connaissances apportées par le Message du Graal «Dans la Lumière de la Vérité» de Abd-ru-shin. Ces explications qui partent des proverbes ont pour but de mener à une compréhension plus profonde de la prodigieuse activité qui règne dans la merveilleuse Création de Dieu.

Œil pour œil, dent pour dent
(Bible)

Ces paroles de l'Ancien Testament signifient : rendre la pareille. Avec cette autre sentence biblique : «À moi la vengeance, à moi la rétribution», elles sont véritablement l'expression de la Justice divine et il convient de les interpréter spirituellement. Elles n'expriment rien d'autre que la loi de la réciprocité des effets qui se retrouve dans les paroles du Christ : «L'homme doit récolter ce qu'il a semé». La moisson sera donc toujours identique au genre des semailles, et l'être humain récoltera obligatoirement souffrance pour souffrance ou joie pour joie. De même que des grains de blé ne peuvent donner que du blé, le mauvais vouloir ne peut apporter en retour que du mal, et le bon vouloir que du bien.

Quant à la «vengeance» – autrement dit la rétribution – l'être humain doit la laisser aux lois de Dieu. Il n'a pas le droit de l'exercer lui-même et de donner libre cours à sa soif de vengeance en crevant par exemple un œil à un malfaiteur qui lui aurait crevé le sien.

Car il est dit explicitement : «À *moi* la vengeance, à *moi* la rétribution !» Et cette rétribution est équitable jusque dans les moindres détails ; elle l'est comme jamais un être humain ne saurait l'être.

Les paroles de Paul aux Romains doivent elles aussi être interprétées dans le même sens : «Ne vous vengez point vous-mêmes, bien-aimés, mais laissez agir la colère de Dieu...», c'est-à-dire l'effet de réciprocité.

La compassion

La compassion vient de la pure intuition spirituelle de l'être humain et de sa bonté. Elle aide pour l'amour d'aider et ne pense pas à des avantages personnels parce que son but est de genre spirituel.

Voilà pourquoi elle respecte également la loi de l'équilibre entre le donner et le recevoir. Donner par calcul ou par vanité s'oppose tout autant à cette loi que recevoir en considérant que cela va de soi, en exigeant et en réclamant, comme si cette aide était «un droit», ce qui est très souvent le cas lorsque la pitié, qui vient de l'intellect terrestre, entre en ligne de compte.

Il en va tout autrement de la compassion. Elle observe une juste rigueur qui ne considère que ce qui est véritablement utile à autrui. Cela implique que celui qu'on aide agisse terrestrement et spirituellement au lieu de se laisser aider par pitié, ce qui est bien plus agréable et plus commode mais ne fait qu'encourager la paresse spirituelle.

L'être humain a bien souvent l'occasion de partager et de ressentir la détresse et la souffrance de son prochain. Ce faisant, il parvient à cultiver la compassion et à l'exercer de façon désintéressée.

Conformément à la loi de cause à effet, la miséricorde divine lui offrira en retour une abondante moisson, puisqu'il est dit dans la Bible : «Heureux les miséricordieux, car ils obtiendront miséricorde». (Sermon sur la montagne)

L'éternel féminin nous attire vers le haut
(Goethe)

Le Créateur a assigné au genre féminin un niveau spirituel élevé.

La sensibilité plus délicate qui est l'apanage de la femme, et que ne possède pas l'homme, lui permet d'avoir un lien plus étroit avec la force qui flue à travers la Création.

Sa mission consiste à transmettre les radiations lumineuses de la force spirituelle qui entretiennent la nostalgie du paradis et la rendent toujours plus ardente afin que l'être humain n'oublie pas sa patrie spirituelle.

La femme d'aujourd'hui a elle aussi besoin de ce lien de radiations pour redevenir consciente de sa mission. Elle parviendra ainsi à développer ses facultés féminines jusqu'à leur plein épanouissement, et la haute considération que l'on portait jadis à la féminité authentique sera rétablie.

Grâce à son influence pure et illimitée, elle répandra joie et bénédiction dans son foyer, dans sa famille et dans le peuple entier. Ainsi pourra-t-on dire avec Schiller : «Honorez les femmes ! Elles parent la vie terrestre de roses célestes !»

La simplicité

La véritable grandeur ne réside que dans la simplicité. C'est ainsi que la simplicité dans toute sa grandeur fait partie intégrante des Lois de Dieu et de la Création qui en est issue.

Tout comme la Vérité qu'elles renferment, ces Lois ne peuvent donc être saisies que par des pensées et des intuitions empreintes de simplicité. Un travail intellectuel compliqué et le désir de savoir ne permettent pas d'y parvenir.

Jésus déjà disait à ceux qui l'écoutaient : «Si vous ne changez pas et ne devenez comme les enfants, vous n'entrerez pas dans le royaume des cieux» (Matth. 18,3). Ces paroles sont tout aussi valables aujourd'hui que jadis. Elles signifient que l'on doit penser avec la même simplicité et la même candeur que les enfants ; en d'autres termes, sans complications et avec naturel.

C'est dans ce sens qu'il convient également d'interpréter ces paroles de Schiller : «Ce que l'intelligence des êtres raisonnables ne voit pas, un enfant le saisit en toute candeur». Ici, le mot «candeur» doit être pris dans le sens de «simplicité».

Seule une façon de penser et de ressentir les choses simplement apporte la clarté. Qui pressent encore aujourd'hui la grandeur qui réside dans la simplicité ? Puisqu'on lui accorde trop peu de valeur, on ne la recherche ni dans les lois de la Création ni dans la Parole de Dieu.

Que l'être humain s'efforce donc de modifier sa façon de penser et qu'il veille à fonder sa compréhension sur la simplicité : elle seule permet de trouver le vrai chemin qui mène à Dieu et à Sa Création, étant donné que cette dernière ne peut être comprise que si on la considère dans sa simplicité et son naturel.

Comme la vie sur Terre serait plus facile si les êtres humains pouvaient penser et agir clairement, simplement, et surtout s'ils adaptaient leurs lois terrestres à la simplicité des lois de la Création, c'est-à-dire à celle des lois de la nature !

Seul ce qui est simple peut subsister. Là où la simplicité fait défaut, la désagrégation et la dispersion sont imminentes.

Ne constatons-nous pas bien souvent que le succès n'est assuré que là où, grâce à la simplification, toute la force est concentrée sur *un seul* point, alors que, dans le cas contraire, tout menace de s'écrouler. La simplification recèle en effet une force particulière.

En conséquence, l'être humain doit se garder d'oublier que la vraie grandeur et le naturel ne sont ancrés que dans la simplicité.

La volonté de l'être humain

Par l'usage qu'il fait de sa volonté, l'homme «se crée son paradis aussi bien que son enfer». Cette phrase ne peut être comprise que si l'on connaît l'existence du libre arbitre qui est le propre de l'esprit humain et lui est indissolublement lié.

L'être humain est doté de la faculté de libre décision, ce qui implique sa responsabilité, peu importe la manière dont il exerce cette faculté dans ses pensées, dans ses actes ou dans ses choix, peu importe qu'il soit consentant, résigné ou obéissant.

Toutefois, s'il est libre dans ses résolutions, il ne l'est plus dans leurs *conséquences*, auxquelles il reste soumis sans condition. Elles l'atteindront à travers la loi de la réciprocité des effets (loi des semailles et des récoltes) de façon parfaitement conforme à sa décision. C'est un peu comme lorsque nous lançons une pierre : dès qu'elle a quitté notre main, nous ne sommes plus en mesure de maîtriser les conséquences de notre geste.

Le vouloir de l'intellect – qui est issu des pensées émises par le cerveau périssable – éclipse très souvent le libre arbitre, c'est-à-dire le vouloir spirituel, qui est de ce fait ignoré de beaucoup de gens.

Ainsi, l'être humain est réellement libre de choisir le chemin qu'il souhaite emprunter lors de sa pérégrination à travers la Création : soit celui qui mène vers le haut, vers le royaume des cieux – le royaume spirituel ou paradis de l'être humain – qu'il a dû quitter sous forme de germe d'esprit inconscient et qu'il retrouvera après avoir acquis une personnalité pleinement consciente, soit celui qui mène vers le bas, vers les régions des ténèbres et de la damnation.

Le péché contre le Saint-Esprit
(Bible)

Le «Saint-Esprit», qui est la Volonté de Dieu ayant pris forme, est en même temps la «Justice» en personne. Son œuvre se manifeste dans les lois immuables de la Création. Enfreindre ces lois est un péché contre le «Saint-Esprit», un péché qui ne peut être pardonné et doit être expié.

Le péché est donc un acte qui s'oppose aux lois qui sont à l'œuvre dans la Création. Tout commença par le péché originel qui consista pour l'être humain à agir à l'encontre de ce qui était prévu par Dieu. L'homme développa en effet de façon exagérée son intellect périssable qui prend naissance dans le cerveau et il le plaça au-dessus de son esprit au lieu de l'utiliser uniquement comme un *instrument* durant sa pérégrination terrestre. De ce fait, il s'enchaîna à la matière et devint matérialiste, ce qui lui barra l'accès à des connaissances supérieures.

Ainsi s'expliquent les paroles bibliques selon lesquelles les péchés commis contre Dieu et le Fils de Dieu peuvent être pardonnés, mais non les péchés commis contre le Saint-Esprit. (Matth. 12,31 et versets suivants ; Marc 3, 28-29)

Que de chrétiens sincères n'ont-ils pas médité en vain sur le sens de ces paroles ! Combien ne se sont-ils pas sentis accablés parce qu'ils ne savaient pas ce qu'est véritablement le Saint-Esprit ! Son œuvre se traduit par les incorruptibles lois d'airain qui agissent dans la Création entière et dont fait partie la loi de la réciprocité des effets, ou loi des semailles et des récoltes. Cette loi s'exerce de façon uniforme sur le plan terrestre comme dans l'au-delà.

En d'autres termes : selon cette loi, tout ce que fait l'être humain, de même que ses pensées et ses intuitions, est une semence semblable aux graines que l'on met en terre, une semence spirituelle que doit récolter celui-là même qui l'a semée. Personne ne peut lui enlever la récolte de ses semailles, qu'elle soit bonne ou mauvaise, pas même Jésus, qui ne pouvait évidemment ni modifier ni contourner les lois de la Création ! En effet, en tant que Fils de Dieu séjournant dans la matière, il était soumis aux lois de son Père, comme toutes les créatures. N'a-t-il pas dit expressément qu'il était venu pour accomplir les lois de son Père et non pour les abolir ? (Matth. 5,17)

Quant à l'être humain, il a encore bien moins le pouvoir de pardonner les péchés !

Par contre, il a non seulement le pouvoir mais aussi le droit de pardonner le mal qu'on lui a fait personnellement, ce qui empêche d'emblée qu'un choc en retour néfaste ne reflue sur l'auteur de ce mal. C'est *dans ce sens* qu'il faut comprendre les paroles de Jésus : «Ceux à qui vous pardonnerez les péchés, ils leur seront pardonnés...» (Jean 20, 23)

C'est la raison pour laquelle Jésus pouvait, certes, pardonner les offenses qu'on lui avait personnellement infligées, mais comme il devait lui aussi respecter les lois de Dieu, il ne fut pas en mesure d'empêcher que le lourd destin de l'humanité – qui prit naissance parce qu'elle refusa de reconnaître sa Mission et son Message – ne suive son cours et ne doive se dénouer à présent lors du Jugement dernier !

La base de toute moralité est la maîtrise de soi
(J.G. Fichte)

Il y a une grande aide pour la maturation spirituelle de l'être humain, et cette aide est la maîtrise de soi.

La maîtrise de soi est l'une des caractéristiques de l'esprit humain ; elle est étroitement liée à son autoconscience. À partir du moment où l'être humain aura pris conscience du fait que son moi profond est *esprit*, la maîtrise de soi lui sera considérablement facilitée.

Elle entraîne tout naturellement la maîtrise du corps terrestre qui, outre l'intellect, comprend les instincts. En liaison avec l'intellect, ces derniers engendrent les sentiments. L'action conjuguée de l'intellect et des sentiments donne naissance à *l'imagination*. Il faut également mentionner ici les tempéraments parce qu'ils dépendent de l'irradiation du sang, et cette irradiation déclenche à son tour des effets correspondants dans le cerveau. Tous ces éléments font partie intégrante du corps terrestre périssable.

Un être humain qui sait se maîtriser veille à ce que ses pensées – et par conséquent son intellect – restent toujours sous le contrôle de son esprit ; il freine ainsi ses instincts et son tempérament, tout en maintenant ses sentiments et son imagination dans leurs limites naturelles.

Orientés *convenablement*, les instincts corporels, qui s'expriment à travers les sentiments, sont utiles à l'être humain et peuvent le faire progresser. Mais dès qu'il en perd le contrôle, dès qu'il se laisse aller et leur donne libre cours, il devient le jouet de ses sentiments qui le rendent alors imprévisible et lunatique, et le conduisent en fin de compte à ne reculer devant aucun méfait. Non maîtrisés, les instincts sont susceptibles de devenir une source de passions toutes plus viles les unes que les autres.

Le laisser-aller a déjà entraîné de nombreuses souffrances et renforcé maint penchant pour le mal, ce qui a causé bien des tourments aux intéressés ainsi qu'à leur entourage, et seuls des efforts considérables ont permis d'en venir à bout. Que de fois déjà l'absence de maîtrise de soi et de savoir-vivre n'a-t-elle pas été à l'origine d'un grave manque d'égards envers le prochain, alors que ces égards sont indispensables !

Tout cela pourrait être évité si l'être humain se ressaisissait pour faire preuve de maîtrise de soi. À chaque instant, la vie terrestre lui en fournit pourtant l'occasion dans ses rapports avec ses semblables, que ce soit dans son foyer, à l'école ou dans sa profession, lors des repas, et même pendant ses heures de loisirs. Il importe donc d'avoir de bonnes mœurs, dans le vrai sens du terme, et de respecter les conventions tout en s'efforçant d'agir constamment en accord avec son éthique personnelle.

Or, cela implique que l'être humain aspire sincèrement et sans relâche au bien en tout ce qui le touche et en tout ce qu'il pense, dit et fait.

Quel noble but que de devenir un être humain qui sache se maîtriser de façon exemplaire en toutes circonstances, grâce à la maturité de son esprit !

Les pensées et les intuitions

Les intuitions qui viennent de l'esprit et les pensées qui sont issues du cerveau comptent parmi les «œuvres» de l'être humain, celles qui le suivent après sa mort. (Apoc. 14,13)

Toutes revêtent des formes d'un genre matériel plus subtil, qui ne sont pas visibles sur le plan terrestre. Néanmoins, nous pouvons par exemple mesurer les ondes émises par les pensées.

Les pensées résultent de l'activité du cerveau, et c'est à partir des pensées que se constitue l'intellect, qui est indispensable pour comprendre ce qui est terrestre.

Étant donné que le cerveau appartient au domaine terrestre et qu'il est une partie du corps physique périssable, il cesse lui aussi d'exister après la mort. Toutefois, les formes-pensées qu'il a engendrées demeurent et suivent la personne décédée. N'ayant plus de cerveau à sa disposition, un trépassé n'a plus la possibilité d'utiliser son intellect. D'autres instruments de compréhension viennent alors prendre le relais.

L'intellect n'est donc capable de comprendre que ce qui appartient au plan terrestre. Tout ce qui dépasse ce plan lui est incompréhensible. Ne disons-nous pas qu'une chose dépasse notre entendement lorsque nous ne la comprenons pas ? Or, ce que nous ne comprenons pas relève du domaine extrasensoriel et extraterrestre, et ne peut donc être saisi que *spirituellement*.

Seul l'esprit avec son intuition – c'est-à-dire sa

voix intérieure – continue à vivre dans l'au-delà lorsqu'il a abandonné son enveloppe charnelle.

Notre langue fait une distinction très nette entre l'origine des pensées et celle de l'intuition. C'est ainsi que nous mettons les pensées en relation avec la tête – c'est-à-dire avec le cerveau – lorsque nous disons qu'une idée «nous passe par la tête», que «nous avons beaucoup de choses en tête» ou encore que «nous ne savons plus où donner de la tête». Par contre, lorsqu'il s'agit des intuitions de l'esprit, nous utilisons le mot «cœur», qui désignait à l'origine le plexus solaire. L'irradiation de l'esprit est en effet transmise au cœur par l'intermédiaire du plexus solaire, si bien que l'on a souvent l'impression que les manifestations de l'esprit émanent du cœur. Nous disons par exemple que «nous prenons une chose à cœur» ou que «nous faisons quelque chose de bon cœur ou encore que «nous avons un coup au cœur». Nous disons aussi qu'une épreuve «nous serre le cœur» et que de graves soucis «nous rongent le cœur».

Notre langue fourmille ainsi d'allusions cachées qui renvoient à la signification première.

«C’est l’esprit qui forme le corps»
(Schiller)

L’esprit exerce une influence sur le corps terrestre *par l’intermédiaire du sang*. Mais seule *l’irradiation du sang* permet à l’âme, dont le noyau est l’esprit, d’exercer son activité. Ainsi s’explique la différence entre le sang humain et le sang animal puisque, chez l’animal, c’est l’âme animale qui forme le sang, alors que, chez l’être humain, ce rôle est dévolu à l’esprit. Les deux genres de sang ont une composition fondamentalement différente.

Mais comme chaque esprit – que l’on nomme «âme» lorsqu’il est entouré de ses enveloppes plus fines que le corps – est doté au départ du *libre arbitre,* l’évolution spirituelle varie d’un individu à l’autre. Il n’existe pas deux êtres humains qui se ressemblent à cet égard. Chacun développe et utilise ses facultés et les caractéristiques qui lui sont propres autrement que ne le fait son voisin. Vouloir mettre tous les êtres humains sur le même plan et tenter de les rendre tous semblables est en contradiction avec les lois de la Création.

Chaque esprit forme par conséquent son propre sang en lui donnant une composition spécifique qui correspond à son genre. C’est ainsi qu’aucune formule sanguine – en admettant qu’il soit un jour possible de déterminer ces formules avec une précision rigoureuse – ne sera jamais absolument identique à une autre.

Il est donc compréhensible que, de tout temps, on ait imputé au sang bien d’autres propriétés que celles d’assurer les seules fonctions corporelles. À toutes les époques, on a pressenti que des échanges réciproques avaient lieu entre l'esprit et le sang. D'ailleurs, de nombreux proverbes et locutions montrent à quel point le sang et l'esprit sont liés. Ne dit-on pas, pour parler de quelque chose d'inné ou d'héréditaire : «Il l'a dans le sang» ? Quant aux expressions «sang léger, sang chaud, sang lourd», elles renvoient aux tempéraments. On dit également qu'une chose «est passée dans notre chair et dans notre sang» lorsque nous l'avons parfaitement assimilée, c'est-à-dire qu'elle fait partie intégrante de nous. Cela implique que nous ne l'avons pas seulement comprise avec notre cerveau «de chair» mais que nous l'avons également saisie avec l'esprit, qui est ici remplacé par le mot «sang».

Les émotions d'origine spirituelle touchent immédiatement le sang : sous l'effet d'un choc, on pâlit (le sang se retire du visage) ; sous l'effet de la peur, le sang «se glace» ; il «monte au visage» sous l'effet de la honte et, sous l'effet de la colère, il «ne fait qu'un tour». Toutes ces expressions montrent que c'est bien l'esprit qui forme le sang.

Le sang est donc «un suc tout particulier», comme l'a dit fort justement Goethe.

«Un homme, si bon soit-il, ne peut vivre en paix si cela déplaît à son voisin»
(Schiller)

Cette phrase devenue proverbiale nous donne l'occasion d'approfondir le thème de la paix.

La radio, la télévision et la presse nous fournissent suffisamment d'exemples affligeants qui illustrent quotidiennement cette affirmation.

Les hommes se font la guerre depuis des millénaires et, pendant tout ce temps, ils n'ont bénéficié que de quelques années de paix.

Chaque millénaire a connu des hauts et des bas continuels. Les victoires de l'injustice se sont succédé, provoquant en retour de nouvelles défaites et destructions, car jamais encore les guerres entre les êtres humains – qu'elles soient tribales, ethniques ou nationales – ni les milliers de traités de paix, n'ont conduit à une solution vraiment valable et susceptible d'aboutir à un véritable équilibre entre les forces qui s'étaient affrontées, une solution qui aurait apporté une paix durable et bénéfique.

Mais comment le Règne de paix de mille ans, qui est promis, pourra-t-il jamais s'instaurer sur Terre si chaque être humain ne se décide pas à mettre *personnellement* toutes ses forces en œuvre pour trouver la véritable *paix de l'âme ?*

Or, seul peut connaître cette paix celui qui est fermement convaincu de l'existence de Dieu et de Sa Volonté qui s'exprime dans les lois de la Création. Car la paix véritable ne repose qu'en Dieu !

Plus les esprits humains qui feront vivre en eux cette nostalgie de paix seront nombreux, plus grand sera l'espoir de voir s'instaurer sur Terre le Royaume de paix dans lequel aucun voisin hostile n'aura plus sa place et où les êtres humains qui aspirent à la Lumière pourront poursuivre *sans être dérangés* le chemin qui conduit à la maturité spirituelle.

C'est dans l'air
(locution)

Connaître l'existence des formes-pensées nous permet de saisir le sens profond de cette expression.

Conformément à la loi d'attraction des affinités, des pensées identiques s'assemblent pour former des centrales qui sont à leur tour liées à des sphères du même genre, soit ténébreuses, soit lumineuses.

Tous ceux qui ont participé à la formation de ces centrales du mal ou du bien y sont reliés par des fils. Ils reçoivent par là un apport de force toujours renouvelé qui accroît en eux le mal comme le bien. Et il arrive un jour où une ou plusieurs personnes, voire des foules entières, traduisent en actes, quelque part sur Terre, un mal qui n'existait jusqu'alors qu'à l'état de pensées ayant pris forme ; elles commettent ainsi un *crime collectif*.

Les crimes décrits dans les livres ou présentés dans les films sont loin d'être inoffensifs : ils peuvent eux aussi attiser le monde des pensées de même nature émises par les humains et pousser ces derniers à commettre des actes répréhensibles.

Les frontières terrestres n'entrent pas ici en ligne de compte. Peu importe le pays où ils se trouvent, les auteurs de ces délits sont tous reliés entre eux de façon invisible par une *véritable culpabilité collective !*

La même idée a été exprimée par Schiller : «C'est précisément la malédiction de toute mauvaise action qu'elle doive invariablement engendrer le mal.»

Il arrive donc que nous entendions parler de crimes identiques commis dans des régions fort éloignées les unes des autres. «C'est dans l'air !» dit-on. Quelque chose de désagréable et de funeste se prépare. Mais les formes-pensées, de même que leurs irradiations qui poussent à la concrétisation, font elles aussi partie de cet «air», et là où se trouvent des points faibles ou sombres, les fruits du mauvais vouloir se manifestent sur le plan terrestre. C'est ainsi que bien des gens sont coresponsables de crimes dont ils ignorent tout.

Parmi ceux qui ont «péché en pensées», seuls les coupables qui ont été reconnus comme tels sur le plan terrestre peuvent être arrêtés et condamnés. Leurs «complices» s'en sortent indemnes parce que la part qu'ils ont prise à ce crime reste invisible. Mais tous sans exception sont soumis aux lois de la Création qui, dans leur incorruptibilité, assurent non seulement un équitable choc en retour mais permettent aussi aux sombres fils du destin de se dénouer, à condition toutefois que leur auteur soit disposé à faire preuve d'un bon vouloir constant et à agir en conséquence.

Il est donc très important d'être vigilants *en pensées également* et de contrôler «ce qui nous passe par la tête».

La maîtrise des désirs et des jouissances terrestres fait aussi partie de cette vigilancc ; elle doit entrer en jeu dès les premières pensées lorsque celles-ci nous poussent à commettre de mauvaises actions qui s'exercent aussi bien à notre détriment qu'à celui de notre prochain.

Avant tout, le fait de réfléchir au monde des pensées devrait nous inciter toujours davantage à réveiller et à cultiver en nous la notion de pureté et de noblesse afin que nous n'ayons pas à nous faire un jour le reproche d'avoir, par des pensées superficielles, participé à des actes répréhensibles commis par d'autres, alors que de tels actes nous font horreur et que nous les condamnons au plus profond de notre cœur.

Il y a plus de bonheur à donner qu'à recevoir
(Bible)

Cette affirmation renvoie à une grande loi de la Création : celle de l'indispensable compensation entre le donner et le recevoir.

Tous les processus qui se déroulent dans la Création sont soumis à cette loi, qu'il s'agisse de l'équilibre entre les corps célestes ou de celui du corps humain.

Seul un équilibre constant entre le donner et le recevoir engendre un mouvement bienfaisant, y compris pour l'être humain, auquel il procure paix et harmonie. Tout arrêt est totalement exclu à cet égard. Le dicton ne dit-il pas fort justement : «Qui n'avance pas recule» !

Le donner occupe en l'occurrence la première place, car ce n'est qu'en donnant que l'on peut recevoir.

Celui qui donne *sans penser à soi* – peu importe qu'il s'agisse de valeurs terrestres ou spirituelles – est en définitive le premier bénéficiaire parce qu'il lui est donné de récolter au centuple les bons fruits de ses semailles.

Selon cette façon de voir, une personne démunie est elle aussi en mesure d'offrir une compensation, ne serait-ce que par un regard amical, un bon conseil ou un remerciement venu du fond du cœur.

Un remerciement sincère est précisément l'une des meilleures compensations qui soient ! *Un remerciement, un joyeux remerciement par l'action*, représente finalement la seule valeur que l'être humain soit en mesure d'offrir en contrepartie à son Créateur pour la bonté et la grâce immenses qu'Il dispense à jamais à toutes Ses créatures !

Qui se ressemble s'assemble
(proverbe)

Ce proverbe illustre parfaitement l'effet de la loi d'attraction des affinités.

Ce que l'on nomme la «sociabilité», autrement dit la tendance des êtres humains à se regrouper sur la base de pensées et de buts communs, et d'après des mœurs et des coutumes semblables, n'est autre qu'une manifestation de cette loi.

C'est ainsi que, sur Terre, toute vie en société est soumise à son influence, qu'il s'agisse d'associations religieuses, économiques ou politiques.

Dans la vie quotidienne, cette loi se manifeste de façon identique. Les personnes qui, d'une façon ou d'une autre, ont quelque chose en commun, se retrouvent toujours, que ce soit dans le travail, dans le sport, ou parce qu'elles aspirent à des buts plus élevés.

Les peuples anciens pressentaient encore les effets de cette grande loi et s'y conformaient inconsciemment, puisqu'ils se répartissaient en corporations et selon leur niveau d'éducation. Chacun avait ainsi la possibilité de se développer de façon naturelle sur la base de ses affinités.

L'observation de tous ces processus a donné naissance à des proverbes tels que : «Qui se ressemble s'assemble» ou «Dis-moi qui tu hantes, je te dirai qui tu es».

On peut observer cette même loi au sein de la nature, dans les familles de plantes et les espèces animales. La matière elle-même se forme à partir de la jonction d'atomes et de molécules identiques, ce qui est le cas, entre autres, lors de la formation des cristaux.

Ce ne sont là que quelques exemples des effets de la loi d'attraction des affinités qui n'a, jusqu'à présent, été étudiée et reconnue que dans une très faible mesure.

Chacun est l'artisan de son propre bonheur
(proverbe)

Ce proverbe signifie avant tout que chacun doit construire lui-même son bonheur, que personne ne peut le faire à sa place. Quiconque aspire à connaître un jour un bonheur véritable doit savoir que tout bonheur authentique passe d'abord par l'expérience et la compréhension des événements spirituels.

Mais ce sentiment de bonheur d'origine spirituelle ne saurait résulter ni d'un entraînement intellectuel ni de l'autosuggestion.

En effet, il est faux de croire que la force est en l'être humain et que ce dernier est en mesure de se guérir par ses propres moyens et de forger son propre bonheur. Chacun est, certes, l'artisan de son bonheur, mais où va-t-il se procurer les matériaux nécessaires à cet effet ?

La notion d'autosuggestion est à l'opposé de Dieu, seule Source originelle de la force dont l'irradiation donna naissance à la Création, et donc aussi à l'être humain. Une fois créée, la «créature homme» ne peut continuer à subsister que grâce à la force qui vient de Dieu. Une fois qu'on a reconnu cela, il ne peut plus être question d'une autosuggestion qui résulterait d'une force *personnelle !* L'être humain est au contraire totalement dépendant de la force spirituelle qui est issue de Dieu et qui flue à travers la Création. Il est tenu de s'y soumettre, ce qui revient à l'accueillir avec un ferme vouloir pour le bien ; sinon, elle se retournera contre lui, et il subira de graves préjudices.

Or, cette force spirituelle est le matériau dont l'être

humain a besoin pour être l'artisan de son propre bonheur !

À tout moment, il peut établir consciemment la liaison avec elle. La clé en est l'ardente aspiration à se laisser complètement envahir par cette force, à s'y abandonner, l'âme grande ouverte, sans réserve, et sans nourrir le moindre désir personnel. Elle le pénétrera alors de la manière la plus simple, sans qu'il ait à fournir un effort particulier. Lorsqu'il aura reconnu que seule la liaison avec la force est pour lui le bonheur le plus grand – et cela quel que soit le lieu où il se trouve dans l'immensité de la Création – il ne voudra pour rien au monde se passer de recevoir consciemment cette force.

Assurément, chacun a déjà ressenti cette force lorsque son âme a été secouée par une intense expérience vécue provoquée par une profonde douleur ou une grande joie. En de telles circonstances, l'âme ressent pendant quelques instants la proximité de la force qui vivifie toute chose mais dont elle n'a nullement conscience dans la vie quotidienne.

Nous savons donc à présent que le contact avec la force spirituelle nous apporte un authentique sentiment de bonheur chaque fois que la nostalgie de la recevoir s'éveille en nous en toute pureté.

Mais une expérience vécue de cette nature contribue aussi au «bonheur terrestre», si bien que nous pouvons jouir de la vie sur Terre en une joyeuse activité.

La conscience

L'esprit humain s'exprime par l'intermédiaire de l'intuition, que l'on appelle également la voix intérieure. L'intuition est une partie de la conscience. Elle sait très exactement ce qui est bien et ce qui est mal. Il est impossible à l'être humain de ne pas entendre sa voix lorsqu'elle le met en garde ou qu'elle l'approuve, à condition toutefois qu'il veuille l'entendre.

Wilhelm von Humboldt (1767-1835) écrivit à ce sujet : «Chacun doit être son propre juge, et il l'est effectivement. En effet, lorsqu'un acte est blâmable, la voix intérieure le dit plus fort et de façon plus blessante que ne pourraient jamais le faire les reproches d'autrui.»

Celui qui étouffe son intuition est par conséquent «sans conscience» et ses pensées le sont également.

Mais la conscience est étroitement liée à l'activité de certains désincarnés qui, grâce à leur plus grande expérience, s'efforcent sincèrement de venir en aide à leurs semblables qui séjournent encore sur Terre, afin de les guider et de les protéger efficacement s'ils y aspirent vraiment et si leur fervente requête aplanit la voie. L'activité discrète des aides de l'au-delà est une partie de notre conscience, l'autre partie étant la voix de notre esprit, c'est-à-dire notre intuition.

Que de fois les êtres de l'au-delà n'essaient-ils pas, par leurs exhortations ou leurs mises en garde, de nous empêcher de faire le mal ! Que d'efforts ne déploient-ils pas sans relâche, en exerçant une discrète pression pour mettre un terme aux hésitations qui nous empêchent encore de bien agir ! Ne nous prodiguent-ils pas bien souvent d'utiles et judicieux conseils par l'intermédiaire de notre intuition ?

Heureux celui dont la conscience se fait encore entendre, celui qui obéit de son plein gré à sa voix intérieure et accepte de se laisser guider par ses aides de l'au-delà ! Aider et accepter d'être aidé recèle une grande bénédiction qui peut apporter en retour aux deux parties un essor spirituel insoupçonné.

On n'a rien sans peine
(proverbe)

L'effort revêt une importance toute particulière dans la vie de l'être humain, et cela indépendamment du fait que l'application est à ranger parmi les vertus ou les qualités inhérentes à l'esprit humain.

La notion d'effort a perdu elle aussi son sens originel, qui a été rabaissé au niveau terrestre. C'est ainsi que certains déploient des efforts acharnés pour mener une vie terrestre confortable et dépourvue de soucis, que d'autres font tout pour obtenir pouvoir et considération, et que d'autres encore effectuent leur travail journalier sans ressentir la moindre joie et avec une application laborieuse.

Mais qui connaît encore la véritable notion de l'effort spirituel étroitement lié à la loi du mouvement constant dans la Création ? Celui qui tend inlassablement vers un but élevé et lumineux, celui qui fait preuve d'une calme assurance, s'ennoblit en même temps que son entourage et peut ainsi progresser spirituellement, sans exagération inutile, sans précipitation et sans rencontrer d'obstacles.

En accord avec la loi du mouvement naît alors une vibration spirituelle harmonieuse qui se répercute par la suite sur l'activité terrestre, empêchant toute nonchalance et toute paresse, de même que tout excès de zèle malsain. Cette aspiration de tous les instants trouve sa résonance dans les indispensables moments de repos au cours desquels elle puise un nouveau stimulant en vue de nouvelles activités.

L'effort qui prend racine dans le spirituel produit des fruits pour l'éternité, c'est-à-dire des œuvres impérissables qui, à leur tour, aident autrui.

En récompense de ses efforts, l'être humain connaîtra sur Terre une activité joyeuse et bénie, qu'il exercera en honorant et en remerciant le Créateur !

Si tu donnes un poisson à quelqu'un, il aura à manger pour une journée, mais si tu lui apprends à pêcher, il aura à manger pendant toute sa vie
(proverbe chinois)

Ces paroles si simples disent clairement ce qu'est une aide authentique, une aide véritablement utile à l'être humain. Elles peuvent même constituer une base remarquable pour le soutien que l'on apporte aujourd'hui aux pays en voie de développement.

Que ne donne-t-on pas pour des choses purement extérieures, et cela uniquement pour se faire valoir ! On rend ainsi la vie plus facile à autrui, en ne voyant que les besoins du moment ; de plus, ces dons sont le plus souvent mal utilisés par leurs bénéficiaires. Par contre, on néglige de réveiller le goût de l'effort – qui est pourtant quelque chose de naturel – et surtout de stimuler et de développer l'activité personnelle, aussi bien intérieure qu'extérieure, alors qu'elle seule peut apporter la bénédiction.

Mais il faut en l'occurrence respecter scrupuleusement la loi de l'équilibre entre le donner et le recevoir : telle sera à l'avenir la base d'une véritable compréhension entre les peuples.

Qu'il s'agisse de valeurs terrestres ou spirituelles, tout peuple viable et toute race ayant évolué naturellement possède en effet quelque chose qui contribue obligatoirement au perfectionnement de l'ensemble. L'échange de toutes ces valeurs est absolument vital. C'est la raison pour laquelle aucun peuple n'a le droit de priver les autres peuples des dons et des trésors qui lui ont été confiés par le Créateur, pas plus qu'il n'a le droit d'exploiter ces peuples lors des échanges.

Les vertus viennent de Dieu

Les vertus sont les dons les plus nobles dont le Créateur a doté l'esprit humain. Voilà pourquoi elles sont éternelles et immuables. Elles font partie des facultés de l'esprit et constituent le «talent» qui lui a été confié et qu'il doit «faire fructifier», ce qui revient à dire qu'il doit les utiliser pour qu'elles soient source de bénédiction.

L'être humain n'a toutefois pas été doté, au départ, de vertus «achevées». Il lui incombe de les réveiller et de les épanouir. Il doit les «pratiquer» en aspirant constamment à ce qui est beau, noble et pur.

Qu'il s'agisse de la fidélité, de la sincérité, de la grâce, de la modestie, de l'application, de l'héroïsme, du courage, de l'habileté, de l'accomplissement du devoir, de la sagesse, de l'humilité ou de la compassion, c'est à l'être humain – et à lui seul – qu'il appartient de choisir les vertus qu'il veut cultiver.

Pour l'esprit humain, la vertu suprême est la fidélité. Ce n'est que dans son rayonnement que les autres vertus peuvent s'épanouir.

Cultiver les vertus féminines constitue pour la femme la meilleure protection contre une éventuelle masculinisation, tout comme le fait de cultiver les vertus masculines empêche l'homme de sombrer dans la faiblesse et la mollesse.

De même qu'un musicien qui joue d'un instrument à cordes est libre de choisir la note qu'il veut obtenir, de même l'esprit de l'être humain est en mesure d'émettre à tout moment des vibrations particulières qui, portées par une pure nostalgie, se répandent dans l'univers où elles entrent en contact avec des vibrations similaires qui renforcent, stimulent, vivifient et apportent la joie, faisant naître, à l'image des vertus célestes, des modèles transposés sur le plan terrestre.

Voilà ce qui pourrait être si l'être humain n'avait pas quitté le chemin de la vertu. Mais ce chemin est fort peu fréquenté aujourd'hui ! L'homme ne songe pas à «faire de nécessité vertu», il voit uniquement le bon côté des choses au lieu de s'intéresser aux vertus proprement dites.

À l'époque actuelle de grand vide spirituel, en ces temps où de mauvaises influences nous assaillent en permanence, où l'âme humaine est profondément déchirée et où l'individualité est étouffée, l'humanité est plus éloignée que jamais de cette aspiration idéale.

Dur et pénible est donc le combat que doit livrer l'être humain pour trouver une nouvelle image de lui-même, et si ce combat est tellement difficile, c'est parce que, lors de la nouvelle ère qui s'annonce, cette image devra être lumineuse et pure, et le rester à tout jamais.

Or, sans les vertus, pareille image ne pourra être formée, car ce sont précisément elles qui lui donnent un éclat éternel !

Nul n'est censé ignorer la loi
(locution)

Cette phrase a été appliquée aux lois terrestres, donc à celles qui ont été élaborées par les hommes. Mais où est celui qui a déjà pris conscience qu'elle s'applique avec encore plus de rigueur aux lois de la Création dont font également partie les lois de la nature ?

En tant que créature de la Création, l'être humain est soumis à ces inflexibles lois d'airain. Il ne peut s'y soustraire !

Étant donné que son existence entière dépend de l'observance des lois de la Création, il est parfaitement normal qu'il s'occupe de très près de ces lois ainsi que de leurs effets, et qu'il apprenne à les connaître, car il ne lui servirait à rien de les ignorer.

À titre d'exemple, prenons la loi que nous avons évoquée précédemment : la loi de la réciprocité des effets, ou loi des semailles et des récoltes, qui rapporte au centuple le produit du bon et du mauvais vouloir de l'être humain.

Lorsque quelqu'un est dans la douleur et la détresse, la connaissance de cette loi lui permet de comprendre qu'il est bel et bien responsable des chocs en retour qui le frappent, ce qui pourra l'amener à se transformer radicalement grâce à une aspiration constante pour le bien. Ce faisant, il parviendra à compenser les fautes commises durant sa vie terrestre actuelle ou lors d'une vie terrestre antérieure.

En s'amendant, il évitera en outre de commettre d'autres mauvaises actions qui pourraient lui causer à nouveau bien des ennuis dans une vie à venir.

Grâce à sa connaissance des lois de la Création, il a du moins l'occasion de commencer son ascension spirituelle.

Mais les choses sont considérablement plus difficiles pour celui qui ignore tout des tenants et des aboutissants dans la Création et qui aggrave encore les chocs en retour qui l'attendent, en prononçant des paroles hargneuses ou ironiques telles que : «Comment Dieu peut-Il être aussi injuste ?» ou : «C'est une punition de Dieu» ou encore : «Le destin m'a cruellement châtié». Cela équivaut tout simplement à accuser Dieu d'injustice ! Or, Dieu ignore aussi bien l'injustice que l'imperfection et l'arbitraire. L'être humain est seul responsable du destin cruel qui le frappe.

Dieu ne punit pas non plus ! Par l'intermédiaire de Ses lois, Il ne fait que permettre l'accomplissement du destin que l'être humain se forge lui-même de son plein gré.

Nul n'est censé ignorer la loi ! Si l'être humain se ressaisissait et appliquait également ce principe en ce qui concerne les lois de la Création, c'est-à-dire les lois divines, bien des heures pénibles lui seraient épargnées à l'avenir.

Ce que l'homme sème, il le récoltera
(Bible)

Cet adage bien connu illustre parfaitement la loi de la Création qu'est la loi de la réciprocité des effets ou loi de cause à effet. Or, cette loi ne s'applique pas seulement aux semailles et aux récoltes effectuées dans la nature ; elle est également valable pour les œuvres humaines, c'est-à-dire pour les actes, les pensées et les sentiments.

Ce à quoi l'être humain donne naissance, que ce soit en bien ou en mal, lui revient un jour avec certitude, ici-bas ou dans l'au-delà, et cela avec une force multipliée, comme pour une graine qui produit une récolte multiple.

L'homme forme donc lui-même son bon et son mauvais destin (c'est-à-dire son karma), ce que Schiller exprimait en ces termes : «Ton destin repose entre tes mains.»

Et lorsque de rudes coups du destin frappent un être humain, il doit en premier lieu en chercher la cause en lui-même. Peut-être a-t-il, dans une vie antérieure, fait du tort à l'un de ses semblables, et ce tort exige d'être expié et réparé dans sa vie terrestre actuelle.

Quant à ceux qui souffrent sans être coupables, les lois de la Création ne manqueront pas de leur apporter une compensation sous une forme ou une autre, à condition toutefois qu'ils pardonnent à celui qui a mal agi à leur égard.

En réalité, les réincarnations offrent à l'esprit humain l'occasion *d'évoluer* jusqu'à ce qu'il soit en mesure de quitter l'emprise terrestre et d'acquérir la maturité qui lui ouvrira les portes du paradis. Tel est le but essentiel des différentes réincarnations.

S'il a en même temps la possibilité de dénouer de mauvais fils karmiques tissés lors de vies terrestres antérieures, c'est une grâce toute particulière que Dieu accorde à Ses créatures dans le cadre des lois de Sa Création.

Or, une incarnation ne peut se faire que dans un corps humain. La loi d'attraction des affinités exclut toute autre possibilité, puisque seul ce qui se ressemble s'assemble. En d'autres termes, seuls des genres identiques s'attirent ; dans le cas présent, il s'agit du genre spirituel humain.

Mais que l'être humain ne perde pas courage quand des épreuves l'attendent. Qu'il prenne en main son destin avec sérénité et en ayant pleinement confiance en l'aide de Dieu. Grâce à un bon vouloir constant, il pourra atténuer maints chocs en retour ou même les dénouer symboliquement. Cela aussi fait partie de la Grâce de Dieu qui est incluse dans les lois de la Création !

Quand la détresse est à son comble, l'aide de Dieu est la plus proche
(proverbe)

La faculté qu'a l'être humain de former des mots repose dans son esprit en tant que don particulier du Créateur.

Un pâle reflet de la vivante Parole de Dieu qui donna naissance à la Création se retrouve dans la parole humaine. En conséquence, la parole humaine est vivante elle aussi et déclenche de bons ou de mauvais effets, selon l'usage qu'en fait l'être humain lorsqu'il exerce son libre arbitre.

Même si ces effets se produisent encore dans l'entourage de la Terre, ils peuvent, lorsqu'on emploie la langue de façon erronée, avoir des conséquences désastreuses et entraîner la décadence de peuples entiers. Mais l'inverse est également vrai lorsque de bonnes paroles répandent le bonheur et la paix.

Voilà la raison pour laquelle la sentence citée plus haut peut elle aussi édifier un pont tout particulier permettant de recevoir des courants de force secourable qui produisent souvent des miracles en faveur des êtres humains.

Si, lors d'une profonde détresse, quelqu'un implore cette aide en une prière intensément ressentie et avec une pure confiance en Dieu, il ne manquera pas de la recevoir. Une force nouvelle affluera alors en lui, il reprendra courage et retrouvera le calme et la paix. Son entourage sera lui aussi pénétré par cette force de sorte que tout mal qui tentera de s'approcher s'en trouvera détourné.

Ce qui est en bas est comme ce qui est en haut
(locution)

Ces mots donnent une indication sur l'évolution de la Création. Ils sont vraisemblablement tirés de la sentence suivante qui remonte à des temps fort anciens : «Il est vrai que ce qui est en haut est comme ce qui est en bas, et que ce qui est en bas est comme ce qui est en haut.»

La question si souvent posée aujourd'hui, portant sur Dieu et Sa Création : Y a-t-il eu «évolution» *ou* «création par Dieu», est une fausse question. Car la Création comporte les deux : la Création primordiale *et* la Création soumise à l'évolution. Mais tous les plans de la Création – qu'ils aient été créés directement ou qu'ils aient eu à évoluer – ont la même origine : ils sont tous issus de Dieu, puisqu'il n'y a qu'une *seule* Force divine à partir de laquelle tout s'est formé et développé. L'ensemble est soumis aux *mêmes* Lois divines.

La Création spirituelle primordiale prit naissance en tant que première Création avec les paroles : «Que la Lumière soit !» Elle fait suite à la sphère divine. Le récit de la Création tel qu'il est relaté dans la Genèse se rapporte à cette première Création et non à la Terre.

Il est logique qu'en ce qui concerne la Création créée par Dieu *au commencement* (Genèse 1,1), c'est-à-dire en premier lieu, il ne puisse s'agir de la Terre, qui est la plus éloignée de Dieu et a donc dû suivre un long *processus d'évolution* avant d'atteindre son niveau actuel.

Ce n'est qu'à partir de la Création primordiale,

qui se forma immédiatement, que se développèrent les autres parties de la Création ; elles se succédèrent vers le bas, jusqu'au monde de la matière qui est soumis à une évolution constante et auquel appartient également notre Terre.

Tout ce qui existe à l'état de modèle dans la Création primordiale s'est répété et se répète toujours conformément aux lois. C'est ainsi qu'on y trouve, tout comme sur Terre, des paysages et des animaux, mais ils sont beaucoup plus beaux et d'une plus grande perfection qu'ici-bas.

Les processus de la Création se reflètent jusque dans l'être humain de la Terre. Prenons l'exemple du cœur qui fait circuler le sang à travers le corps et dont le modèle est présent dans la Création, dans le cycle des radiations qui partent du point le plus élevé de cette Création et y retournent.

Tout ce que nous voyons ici-bas n'est donc qu'une reproduction grossière, un reflet de plus en plus pâle de ce qui existe déjà dans les régions supérieures de la Création.

On peut reconnaître les grands événements qui se déroulent au sein de la Création jusque dans les plus petits événements qui se produisent sur Terre. Pensons aux noyaux atomiques autour desquels gravitent les électrons, tout comme les planètes décrivent leur orbite autour du Soleil.

Il nous est ainsi donné une clé importante pour nos recherches dans le domaine des événements cosmiques, à savoir la faculté de tirer des conclusions sur ce que nous voyons «en bas» – et donc sur ce que nous connaissons – et de découvrir des correspondances avec ce qui a son origine «en haut», et que nous ignorons.

Deuxième partie

Le nombre, l'essence de toute chose

Réflexions sur le sens fondamental des lois des nombres

De tout temps, ou presque, les hommes ont attribué aux nombres des forces particulières. En effet, les nombres ne servent pas uniquement à compter et à calculer. Ils ne sont pas seulement importants pour la vie de l'en-deçà mais aussi pour celle de l'au-delà.

L'adage : «On peut tout démontrer avec des nombres» recèle un sens profond.

Tout ce qui vit a un nombre dans lequel il vibre. Le nombre est étroitement lié à la Parole. Étant donné qu'au commencement était la Parole, les lois des nombres étaient également comprises dans la Parole. La connaissance des nombres est issue de la Parole vivante de Dieu. Salomon ne proclama-t-il pas jadis que la Sagesse de Dieu avait «tout ordonné avec mesure, nombre et poids». (Le livre de la Sagesse 11, 20)

«Le nombre est l'essence de toute chose» trouve-t-on plus tard dans l'une des célèbres sentences attribuées à Pythagore, qui vécut au sixième siècle avant le Christ.

La Sagesse du Créateur a tissé dans Sa Création neuf lois des nombres qui la traversent, tels des cordons nerveux :

1 = Force	4 = Nature	7 = Volonté
2 = Création	5 = Amour	8 = Esprit
3 = Lumière	6 = Puissance	9 = Foi

Ces noms se sont formés dans l'activité de la Création, si bien que les neuf lois des nombres y vibrent. Cela signifie que les lois des nombres ne se nomment pas simplement ainsi, mais qu'elles sont en fait ce qu'elles expriment.

On pourrait peut-être dire aussi que les nombres sont l'expression de lois précises qui sont à l'œuvre dans la Création. Ils expriment invariablement la même chose, sans que jamais ne se produise la moindre modification de leur contenu.

Ni les découvertes résultant des recherches faites sur les nombres, ni les interprétations présentées jusqu'ici dans de nombreux écrits se rapportant à la mystique ou à la symbolique des nombres, n'ont effleuré les véritables lois des nombres parce qu'il s'agit là d'un savoir resté jusqu'à présent caché aux hommes. Or, ce savoir leur a maintenant été donné, à l'époque du tournant cosmique, par une grâce spéciale de Dieu.

Les explications qui suivent n'ont pas pour but de présenter des calculs quelconques à l'aide des lois des nombres, ce qui est réservé à une époque ultérieure. Elles doivent uniquement montrer le *sens fondamental* des lois des nombres pour faire pressentir le rythme éternel des nombres qui, depuis le trône de l'Éternel, envoient leurs radiations dans la Création, apportant la vie et dispensant la force.

Les nombres 3, 5, 7 et 9 renferment le savoir originel et les secrets de l'activité de Dieu. Voilà pourquoi on les appelle les *nombres sacrés !*

1 = Force

Le Un est la loi de la *Force*. Il n'y a qu'*une* Force : Dieu ! Il est l'Unique, Il est le Seul ! Lui seul est, et tout s'est formé à partir de Son *irradiation*.

Seul Dieu est *indépendant*, alors que tout le reste, qui est issu de Lui, dépend de Lui !

Dans un propos de Pythagore, il est dit : «Sachez donc que la racine du calcul, de même que son commencement, est le Un, et que la Création entière est sortie de ce Un.»

Le Un est par conséquent ce qui est au commencement, c'est-à-dire à l'origine. Il est l'origine de la vie.

Sur Terre également, le Un est le début de toute chose, l'unique, le premier ; il se trouve toujours en tête, au commencement. C'est le nombre originel, l'élément de base de tous les autres nombres.

Si l'on veut représenter symboliquement le Un, la Force, *l'Oeil de Dieu* est la seule représentation que l'homme ait le droit de se faire de Dieu. Cette expression imagée est employée dans la Bible de différentes manières. C'est ainsi qu'il est dit dans le psaume 33,18 : «Voici, l'œil de l'Éternel est sur ceux qui le craignent, sur ceux qui espèrent en sa bonté... ».

Il est interdit à l'homme de représenter Dieu, sous quelque forme que ce soit. Il lui est d'ailleurs impossible de s'en faire une image. L'être humain qui s'y risquerait ferait preuve de présomption et de témérité. En raison de son origine *spirituelle*, il ne sera jamais capable de franchir ses limites vers le haut et de pénétrer dans le Royaume divin afin de voir Dieu. Il serait alors anéanti.

Cependant, il a la faculté de pressentir Dieu dans Son œuvre, la Création, et de parvenir *ainsi* à Le reconnaître, ce qui le comble de félicité !

2 = Création

Le Deux est le nombre de la *Création*. Lorsque, par les mots «Que la Lumière soit !», l'irradiation de Dieu jaillit dans le néant, cela se produisit selon un rythme double : dans la poussée des radiations vers l'avant et dans leur retour sous l'action de la Force de Dieu. Ce rythme de propulsion et d'attraction devint le mouvement éternel qui s'exerce dans la Création.

Selon le degré de refroidissement, des précipités de genres différents se produisirent à chaque fois pour donner naissance aux plans de la Création.

De plus, lorsque la radiation, encore unitaire dans le Royaume divin, afflua dans la Création primordiale située plus bas, elle se scinda en *deux* genres : le positif et le négatif.

Ainsi se forma la Croix vivante de la Création. C'est effectivement autour de cette Croix que devait s'édifier la Création, la branche verticale étant l'activité positive et active, et la branche horizontale l'activité négative et passive.

Les radiations actives et passives doivent toujours s'équilibrer. C'est pourquoi la loi de l'équilibre repose également sur le Deux, symboliquement représenté par les *deux* plateaux de la balance.

L'être humain lui aussi doit respecter cet équilibre dans sa vie : il n'a le droit de prendre que dans la mesure où il est capable de donner dans la même proportion. Se contenter de prendre est par conséquent erroné parce que c'est *unilatéral*. Or, ce qui est unilatéral n'engendre que des choses malsaines et la maladie, c'est-à-dire des dommages.

Voilà pourquoi Jésus a dit : «Il y a plus de bonheur à donner qu'à recevoir». (Actes 20, 35)

Sur le plan terrestre, le Deux s'exprime partout dans la polarité (opposition), étant donné qu'une chose en entraîne obligatoirement une autre, ou plus exactement la complète. Il en est ainsi de l'alternance entre le jour et la nuit, de l'expiration et de l'inspiration, de la détente et de la tension, de la clarté et de l'obscurité, du majeur et du mineur en musique, de la cause et de l'effet (loi de la réciprocité des effets). L'action complémentaire du masculin et du féminin dans la Création fait également partie de cette loi.

Le symbole du Deux est la croix en tant que reproduction de la Croix de la Création avec ses deux branches égales.

3 = Lumière

La Lumière repose dans ce nombre sacré qui exprime la Trinité : le Père, le Fils et le Saint-Esprit ou : Dieu le Père, le Fils de Dieu Jésus et le Fils de l'Homme Imanuel. Dieu le Père agit de façon triple, en tant qu'Un.

Le symbole de la Trinité est le trigone (triangle), signe vieux comme le monde.

L'image du trigone *divin* doit être interprétée de la façon suivante : à la pointe se trouve l'Œil de Dieu, avec Jésus, le Fils de Dieu, à droite, et Imanuel, le Fils de l'Homme, à gauche. Tous trois sont reliés entre eux par des radiations.

La Lumière, qui émane du Dieu tri-unitaire, est présente en un triple accord sacré dans la Création entière, jusque dans les profondeurs du terrestre.

On trouve cette répartition par trois dans :

- la Création primordiale, la Création et la post-création (domaine de la matière) ;
- la loi de la réciprocité des effets (loi de cause à effet), la loi de la pesanteur et la loi de l'attraction des affinités, ces trois pierres angulaires de la Volonté divine ;
- les trois Nornes qui tissent le destin sous l'arbre du monde : Urd, Werdandi et Skuld ;
- le corps, l'âme et l'esprit ;
- l'action, la pensée et l'intuition ;
- le cerveau, le cervelet et le plexus solaire ;
- les trois dimensions : la longueur, la largeur et la hauteur ;
- les trois temps : le passé, le présent et le futur.

Le *nombre d'or*, qui vibre dans les lois de la

Création et exprime l'équilibre, la beauté et l'harmonie, repose sur le rapport entre les trois dimensions A:B = B:C, c'est-à-dire qu'un côté est partagé selon le nombre d'or lorsque la section la plus *petite* a le même rapport avec la plus *grande* que cette dernière avec le *tout*.

N'y a-t-il pas des problèmes, des choses ou des actes qui doivent remplir trois conditions pour être menés à bonne fin, et qui ne peuvent l'être parce que le troisième élément fait défaut ?

C'est ainsi que, comme on l'a déjà mentionné, les notions de «force sexuelle, pudeur et instinct sexuel» forment un triple accord et ne sauraient être séparées. La force sexuelle n'est pas synonyme d'instinct sexuel. Étant le produit le plus raffiné de la matière dense, elle a pour mission d'embraser l'intuition spirituelle, et donc d'établir la liaison entre l'esprit et la matière. Si, par exemple, la pudeur corporelle fait défaut comme protection et comme frein, l'activité conjuguée de cette trilogie naturelle est troublée, si bien que s'instaure une sensualité malsaine et contraire à la nature, qui peut entraîner bien des dommages.

À la «simplicité» sont également associés la clarté et le naturel. C'est là un triple accord qui exprime une notion. Si l'un des éléments fait défaut, son activité ne peut se déployer.

La venue de l'être humain sur Terre comporte la procréation, l'incarnation et la naissance. Beaucoup de personnes ignorent la notion d'«incarnation» ou la rejettent ; elles s'appuient uniquement sur deux conditions, et de nombreux problèmes liés à la venue de l'homme sur Terre ne peuvent être résolus parce que le troisième processus – l'incarnation – ne fait pas partie des conceptions humaines. Pourtant, sans incarnation, toute naissance est impossible.

Comme le dit fort justement le proverbe allemand : «Toutes les bonnes choses vont par *trois !*» Mais il faut qu'il s'agisse de *bonnes* choses parce qu'elles seules vibrent dans les lois de la Création et se trouvent favorisées.

4 = Nature

Le Quatre est étroitement lié à l'édification de la Création, comme nous pouvons d'ailleurs le remarquer dans la nature.

Dans l'ensemble de la Création, la forme de base de la construction et de l'édification est le carré avec ses *quatre* côtés égaux.

Le carré existe déjà dans le Royaume divin où les quatre «animaux» doués de savoir – un lion, un taureau, un bélier à visage humain et un aigle – se trouvent sur les marches du trône à égale distance l'un de l'autre et forment un carré (Apoc. 4, 6-7).

Ils reçoivent de Dieu toutes les radiations indispensables à l'édification et au développement de l'ensemble de la Création. Dans la partie spirituelle primordiale de la Création, elles se transforment en d'autres radiations qui ne sont alors plus de genre divin, mais *spirituel.*

C'est à partir de ces radiations que s'est aussi formé le monde de la matière, la postcréation, qui comprend les sept parties cosmiques. Elle a la forme d'un immense cube traversé de rayons de Lumière.

La forme du cube est également mentionnée dans l'Apocalypse (21,16) pour décrire la ville supraterrestre de Jérusalem : «La longueur, la largeur et la hauteur de la ville sont égales.»

Dans la grande édification de la Création, la nature est la matière dense formée et animée par les grands et les petits êtres de l'essentialité.

De multiples formes et phénomènes, de même que de nombreux processus, montrent à quel point la nature est étroitement liée au nombre Quatre.

C'est ainsi que nous trouvons :
- les quatre éléments que sont le feu, l'eau, l'air et la terre ;
- les êtres élémentaux correspondants : les salamandres (feu), les ondines (eau), les sylphes (air) et les gnomes (terre) ;
- les quadrupèdes du monde animal ;
- les quatre corps simples de la vie terrestre : l'hydrogène, l'oxygène, l'azote et le carbone ;
- les quatre points cardinaux ;
- les quatre saisons ;
- les quatre tempéraments ;
- les quatre opérations de base (l'addition, la soustraction, la multiplication et la division), et bien d'autres choses encore.

Pour représenter la loi du nombre Quatre, nous avons le carré avec ses quatre côtés égaux. Depuis des temps immémoriaux, il est l'image de la perfection la plus accomplie dans le développement de la matière.

5 = Amour

Le nombre sacré Cinq vibre dans *l'Amour* divin. C'est de cet Amour que Jésus descendit jadis sur cette Terre déjà grandement obscurcie, pour apporter la Lumière de la Vie aux êtres humains qui étaient dans les ténèbres.

Dieu est la Source originelle de tout amour. Son Amour est tout : il est aussi Justice et Pureté, car ces trois notions ne sauraient être séparées.

L'amour véritable est pour l'être humain un don de Dieu, qui le comble de bonheur et l'ennoblit. Il ne s'agit pas ici de l'amour terrestre fondé sur la convoitise, mais de l'amour qui veut uniquement ce qui est spirituellement utile à l'autre, fût-ce au prix d'une juste rigueur.

Cet amour idéal est fort éloigné de l'amour fait de faiblesse, de mollesse et d'accommodements, un amour qui veut tout pardonner et qui, par un excès d'égards, au lieu de tenir compte de ce qui favorise l'évolution spirituelle, ne fait que ce qui plaît à l'autre et lui semble agréable.

Pour permettre à l'être humain dans son vêtement terrestre de parvenir au moins à pressentir l'Amour divin, le Créateur lui a donné les *cinq* sens en tant que ponts pour son esprit.

En effet, l'homme ne peut qu'en venir à pressentir peu à peu cet Amour sublime lorsqu'il *voit* la beauté des montagnes, des forêts, des prairies ou des lacs et la majestueuse splendeur d'un ciel scintillant d'étoiles ; lorsqu'il *entend* le chant de l'oiseau, le clapotis du ruisseau, le mugissement de la mer et le bruissement du vent ; lorsqu'il *sent* le délicat parfum des fleurs ; lorsqu'il *goûte* de succulents fruits mûrs qui le rafraîchissent et le vivifient ; et enfin, lorsque sa main *tâte* l'eau d'une source fraîche.

Ce sont là des perceptions qui permettent aux hommes de se rapprocher de l'indicible Amour de Dieu, un Amour qui s'exprime également dans la nature en tant que partie de Sa grande œuvre.

Beaucoup de fleurs – en fait, la plupart d'entre elles – ont cinq pétales. Quant à l'enfant, n'apprend-il pas à saisir les premiers nombres en comptant sur «cinq» doigts ? De plus, l'incarnation de l'âme humaine dans le corps de l'enfant en formation a lieu au cours du cinquième mois, c'est-à-dire au milieu de la grossesse.

Le symbole du Cinq est le pentagone régulier ou encore l'étoile à cinq branches qu'est le pentacle. La particularité de cette dernière figure est que le rapport du nombre d'or se retrouve dans tous ses côtés.

L'Amour, qui vibre dans la loi du Cinq et qui est au milieu des lois des nombres, est aussi au centre de tout ce qui se produit et de tout ce qui est en devenir.

L'être humain doit s'efforcer constamment de tendre vers le véritable principe du Graal, qui est Amour pur et sévère, afin d'être un jour capable de s'élever, dans son rayonnement, vers les hauteurs lumineuses, sans s'égarer dans l'amour erroné propre aux humains de la Terre.

Car : «Quand je parlerais les langues des hommes et des anges, si je n'ai pas l'amour, je suis un airain qui résonne, ou une cymbale qui retentit» (1. Cor. 13,1). Là où l'amour fait défaut, il n'y a pas de vie !

6 = Puissance

La puissance vibre dans la loi du Six. Déjà dans l'Apocalypse (4, 6-8), ce nombre est mentionné à propos des quatre animaux qui se trouvent sur les marches du trône et qui ont six ailes.

Dans le domaine terrestre, nous trouvons le Six dans la structure des cristaux (quartz et sable quartzeux), dans les alvéoles hexagonales confectionnées par les abeilles, ainsi que dans la division du temps et du cercle.

Le secret du flocon de neige qui revêt des formes multiples est le nombre Six, car l'eau se cristallise selon le système hexagonal. Songeons à la puissance qui repose dans une avalanche ou un iceberg !

Il y a également six directions dans l'espace : le haut, le bas, l'avant, l'arrière, la droite et la gauche. Et chacun sait que le cube est délimité par six carrés.

Le symbole du Six est l'étoile à six branches, formée de deux triangles imbriqués l'un dans l'autre, la pointe de l'un étant dirigée vers le haut et celle de l'autre vers le bas. Nous retrouvons ce symbole dans le sceau de Salomon et dans l'étoile de David qui, aujourd'hui encore, est considérée comme sacrée chez les Juifs.

En observant cette loi des nombres, nous devons aussi nous pencher sur le mystérieux nombre 666, dont il est dit dans l'Apocalypse (traduction de Luther) : «C'est ici la sagesse. Que celui qui a de l'intelligence calcule le nombre de la bête. Car c'est le nombre d'un homme, et son nombre est six cent soixante-six.» (13,18)

Toutes les interprétations à ce sujet sont restées

vaines jusqu'à nos jours, que l'on ait identifié la bête à des personnes isolées, ou encore à des puissances religieuses ou terrestres des siècles écoulés.

La solution des paroles scellées de l'Apocalypse n'est possible qu'en relation avec les lois des nombres appliquées à la langue allemande parce que cette dernière a été depuis longtemps développée et préparée à cet effet par la Lumière.

Toutefois, l'objet de ces explications n'est pas d'aller plus loin dans la genèse des lois des nombres et d'en donner la clé. Contentons-nous de dire qu'en allemand la *bête (Tier)* équivaut à la notion universelle qu'est *le péché (die Sünde)* ; traduit dans le langage des nombres, le mot *«Tier»*, de même que *«die Sünde»*, donne le nombre 666 !

Mais le nombre de la bête est également le nombre d'un homme, et cet homme est *Jean-Baptiste* (en allemand : *Johannes der Täufer*). Or, traduit selon les lois des nombres, ce nom donne également 666 !

«Le péché» et «Jean-Baptiste» ont donc en allemand le même nombre – 666 – qui est désigné expressément dans l'Apocalypse comme étant la clé.

Jakob Lorber s'approcha de la solution exacte lorsqu'il écrivit : «Prenez le nombre 666 qui, selon les circonstances, bonnes ou mauvaises, représente soit un homme accompli, soit un diable accompli.»

Comme tout nombre, le nombre 666 porte en lui les oppositions les plus frappantes : d'une part, *le péché*, qui est la triple puissance au service des ténèbres, la cause de tout mal, l'adversaire de Dieu, car c'est lui qui régit le monde, c'est lui qui l'incite au mal et le persuade sans cesse d'adorer la première bête (13,1) qui représente la «domination absolue de l'intellect» ; d'autre part, *Jean-Baptiste,* l'esprit élevé et pur, l'humble et fidèle serviteur de la Lumière. Lui, le puissant combattant contre le péché du monde, portait un nom qui vibre trois fois dans la puissance la plus pure !

Jean-Baptiste est aussi le médiateur béni de l'Apocalypse qu'il lui fut donné de voir et de vivre à Patmos, l'île de Lumière située dans le royaume spirituel primordial, et non sur Terre ! C'est depuis là-haut qu'il la transmit à un être humain de la Terre spirituellement ouvert à cet effet, qui la traduisit en paroles terrestres pour la donner aux hommes.

Jusqu'à présent, c'était Jean, l'évangéliste, le disciple de Jésus, qui était considéré comme l'auteur de l'Apocalypse.

Qu'il soit dit en conclusion que le mot *«Deutschland»* (l'Allemagne) a lui aussi pour nombre 666. Par la grâce de Dieu, les Allemands, et plus précisément l'esprit allemand, étaient jadis promis à une grande *puissance* (3x6).

Cette puissance ne résidait ni dans l'oppression, ni dans l'agrandissement du territoire, mais dans l'activité *spirituelle*, dans la rigoureuse observance des lois de Dieu et dans le développement de l'authentique esprit allemand par-delà toutes frontières.

Mais le peuple allemand n'a pas accompli la haute mission spirituelle qui lui avait été confiée !

7 = Volonté

Le Sept est le nombre sacré représentant la *Volonté* de Dieu : Imanuel, le Fils de l'Homme, que l'on appelle également le Saint-Esprit.

De même que Jésus est le Fils de Dieu «engendré en Lui», de même qu'il est roi dans le Royaume divin et est totalement retourné en Dieu, de même Imanuel est le Fils de Dieu «engendré hors de Lui» dans la Création qu'il a créée sur l'ordre de son Père et qu'il maintient en y envoyant régulièrement, chaque année et à un moment précis, la force en provenance du Saint-Graal.

Imanuel est roi et souverain dans la Création entière. Il est l'éternel médiateur entre Dieu et l'homme. Il est «le A et le O» (l'Alpha et l'Oméga), le commencement et la fin de la Création, et il conclut la nouvelle Alliance avec l'humanité.

Voilà pourquoi, partout où s'exprime la Volonté de Dieu, on trouve la répartition par sept.

Le symbole du Sept est l'étoile à sept branches.

Citons les sept jours de la Création, les sept degrés ou plans respectifs du royaume spirituel primordial et du royaume spirituel (le septième ciel).

À maintes reprises, on retrouve le nombre Sept dans l'Apocalypse, le Livre aux sept sceaux :

- sept communautés
  = sept parties cosmiques (1,4) ;
- sept étoiles dans la main du Fils de l'Homme
  = sept anges en tant que gardiens de ces parties cosmiques (1,16) ;
- sept flambeaux devant le trône, les sept esprits de Dieu

= sept archanges (4,5) ;
- sept trompettes
  = sept anges avec sept trompettes qui, au nom du Fils de l'Homme, exécutent les sentences du Jugement dernier (8, 2) ;
- sept sceaux
  = les sept lettres du nom «Imanuel» (5,1).

Sur Terre, nous avons les sept notes de base et les sept couleurs de l'arc-en-ciel.

Le nombre sacré Sept joue un grand rôle dans les croyances populaires et dans les coutumes. Il est également important pour le déroulement de la vie terrestre : l'ensemble des cellules du corps humain se renouvelle à peu près tous les sept ans, et la semaine a sept jours.

8 = Esprit

Le Huit est *l'Esprit*. L'Esprit est la Volonté de Dieu, le Saint-Esprit, dont la force spirituelle flue à travers la Création et l'inonde tout entière.

Voilà pourquoi l'Esprit est l'élixir de Vie de la Création, l'eau de la Vie. À partir du Saint-Graal, qui se trouve dans le Manoir du Graal le plus élevé du royaume spirituel primordial, cette eau se répand dans la Création.

L'être humain est en partie porteur de cet esprit, étant donné que son noyau est spirituel. Le seul moyen d'expression de l'esprit humain est l'intuition.

C'est sous forme de minuscules poussières d'esprit que l'on trouve une force spirituelle *d'une gradation inférieure* dans les particules élémentaires de la matière. Ces particules constituent entre autres l'énergie nucléaire et sont pour ainsi dire la «quintessence» (quinta essentia), le «cinquième élément» d'où sont issus les quatre autres éléments que sont le feu, l'eau, l'air et la terre.

Dans leur quasi-totalité, les gaz nobles ont un atome à huit électrons périphériques, disposition qui présente un état particulièrement stable.

L'octogone se retrouve en architecture. Jusqu'au Moyen Âge, les empereurs allemands étaient couronnés dans la cathédrale d'Aix-la-Chapelle. Or, sa partie centrale, la chapelle Palatine, est octogonale.

La forme octogonale, si répandue pour les fonds baptismaux chrétiens, montre symboliquement le lien qui existe entre l'eau et la vie.

L'octogone est également le symbole du Huit.

On peut se représenter la forme du Huit par deux carrés se touchant par l'une de leurs pointes, le carré supérieur représentant symboliquement le royaume spirituel et le carré inférieur le monde de la matière. Le royaume spirituel féconde le monde matériel, le cube de la Création, et ce qui se passe «en haut» se répète «en bas».

9 = Foi

Ce nombre de l'accomplissement est sacré ; pour l'être humain, il repose sur la *foi*. Mais il doit s'agir de la foi *véritable* devenue conviction intérieure grâce à un examen aussi rigoureux qu'objectif. La foi aveugle est toujours fausse parce qu'elle vient de la paresse spirituelle. Seule la foi véritable englobe la connaissance de la Création et fait naître la pureté qui conduit l'esprit humain vers les hauteurs lumineuses et lui ouvre finalement les portes du paradis.

C'est à l'état de germe d'esprit inconscient qu'il quitta jadis sa patrie spirituelle, le paradis, où il retournera en tant que personnalité autoconsciente. Lors de cette évolution, les enveloppes issues de la substance de chaque plan qu'il a dû traverser pour parvenir jusqu'à la Terre lui assurèrent aide et protection. La dernière enveloppe, la plus grossière, est le corps terrestre, alors que la première enveloppe, la plus délicate, lui avait été donnée par les fées dans le royaume essentiel situé au-dessous du paradis.

Le Neuf est aussi inscrit dans le devenir du corps humain. Rappelons qu'il faut normalement neuf mois pour achever la formation du corps de l'enfant.

Le symbole du Neuf est le cercle : il symbolise le cycle accompli, qui se boucle invariablement là où il a commencé.

Les neuf lois des nombres nous ont été montrées à grands traits à travers l'activité de la Création. Comme nous l'avons vu, l'être humain de la Terre est soumis lui aussi à leurs effets. Son existence entière est tissée dans ces lois.

En raison de son origine spirituelle, il occupe la *première* place dans la postcréation qui est le monde de la matière.

Nous trouvons le *deux* dans l'activité du masculin et du féminin.

Le *trois* apparaît, entre autres, dans la répartition corps, âme et esprit.

L'être humain de la Terre a *quatre* tempéraments fondamentaux qui, lorsqu'il les domine, l'aident à atteindre l'indispensable maturité spirituelle en aplanissant et en facilitant son chemin terrestre.

Grâce à ses *cinq* sens, il est en mesure de reconnaître l'Amour de son Créateur, ce qui lui permet de suivre cet Amour en esprit et de le mettre en pratique dans sa vie.

Il peut se mouvoir dans *six* directions, et sa façon de diviser le temps, qui régit l'ensemble de la vie terrestre, est fondée sur le six.

Le *sept* lui dit qu'il lui faut conformer sa volonté à la Volonté de Dieu. Il doit y penser lorsqu'il consacre le septième jour de chaque semaine, le dimanche, à faire un retour sur lui-même et à méditer afin de ne pas oublier, au cours de son activité journalière, l'évolution de son esprit. N'est-ce pas dans ce but qu'il est sur Terre ?

Son esprit est étroitement lié à la loi du *huit*, étant

donné qu'il porte en lui cette loi. La faculté la plus marquante de l'esprit humain est le libre arbitre.

Tout au long de son évolution, l'être humain est soumis à la loi cyclique qui vibre dans le *neuf*, à commencer par le germe d'esprit, dont l'origine est le paradis, jusqu'à la maturité spirituelle d'une personnalité pleinement consciente à qui il est donné d'entrer au paradis après avoir bouclé le cycle de son évolution.

Un savoir mystérieux repose dans les nombres et dans leurs lois qui vibrent en un rythme éternel à travers tous les plans de la Création.

Les lois des nombres peuvent devenir pour les hommes des fils de Lumière qui les amènent à reconnaître la Volonté divine dans la Création à laquelle Dieu, dans Son Amour, donna jadis naissance.

Troisième partie

Quel sera l'avenir en ces temps de détresse et de confusion ?

Les conflits de générations

Les reproches les plus violents, de même qu'un manque de compréhension difficilement explicable entre les jeunes et les adultes, font aujourd'hui partie de ce que l'on nomme *le conflit des générations.* S'y ajoutent des difficultés exceptionnelles qui sont dues à l'environnement et auxquelles il n'est guère facile de remédier.

Apportons ici un éclaircissement au sujet des conflits qui se manifestent surtout au sein de la famille entre jeunes et adultes.

Le chemin qui mène à la solution passe par le respect de *la loi de la Création qu'est l'attraction des affinités,* exprimée fort simplement par l'expression courante : «Qui se ressemble s'assemble».

Étant donné que cette loi se manifeste de façon capitale lors de l'incarnation de l'âme humaine dans le corps de l'enfant, c'est là qu'il convient d'agir. Il faut bien souvent chercher la cause des déceptions, des tensions, des frictions et des heurts dans une mauvaise affinité *réciproque* entre parents et enfants, puisque c'est cette affinité qui a contribué à attirer l'âme en question.

Voilà pourquoi les parents doivent en premier lieu découvrir quel est le genre mauvais ou faux en eux qui a attiré l'âme de leur enfant, qu'il ait été ou non désiré. Ils doivent aussi se demander si une autre personne, qui est en affinité avec l'enfant et s'est souvent trouvée dans l'entourage de la future mère, n'a pas contribué à attirer cette âme.

Ce sont avant tout les *défauts* et les *faiblesses* qui exercent une attraction particulièrement forte lors des incarnations parce qu'ils marquent profondément les âmes.

Lorsque les parents et les enfants se mettront enfin à chercher sérieusement la cause de toute disharmonie, ils feront un pas décisif vers l'harmonie.

On dit fort justement : «Les méfaits de tes enfants sont bien souvent le reflet de tes propres faiblesses. Que ce soit pour toi un sérieux avertissement de t'éduquer une nouvelle fois avec eux !»

Les paroles de Jésus devraient à cet égard nous venir en aide : «Pourquoi vois-tu la paille qui est dans l'œil de ton frère, et n'aperçois-tu pas la poutre qui est dans ton œil ?» (Matth. 7,3)

Cela signifie tout simplement que quelqu'un qui s'irrite des défauts d'autrui et les ressent comme gênants porte en lui les *mêmes* défauts dans une bien plus grande mesure.

Lorsqu'on aura fait cette prise de conscience, il ne sera plus aussi difficile de se comprendre et de se pardonner mutuellement, en prenant la résolution de se débarrasser de ce qui est faux.

En cas de fautes de ce genre, on ne peut donc invoquer son milieu pour se trouver des excuses ou des circonstances atténuantes. En effet, l'âme qui souhaite ainsi être excusée a elle-même, en vertu de son libre arbitre, choisi de s'incarner dans cet environnement précis, et elle a suivi avant tout la loi d'attraction des affinités. Si l'on voit les choses de cette façon, on ne saurait par conséquent dire qu'elle est «victime de son environnement».

Toutefois, il existe un moyen d'éviter à l'avenir les conflits de générations et de faire régner dès le départ une atmosphère harmonieuse et favorable à l'éducation et à l'évolution des enfants. C'est le cas lorsque des parents qui sont conscients de leurs responsabilités et aspirent sincèrement à ce qui est bon et noble souhaitent, là où une incarnation est voulue des deux côtés, donner l'occasion de venir sur cette Terre à des âmes qui seront vraiment les bienvenues !

Une éducation prénatale des âmes de l'au-delà en attente d'incarnation n'entre nullement en ligne de compte. Si l'on veut malgré tout parler ici d'éducation, ce sont les parents que cela concerne. C'est à *eux* de s'élever intérieurement à un niveau qui leur permette d'offrir la possibilité d'une incarnation à une belle âme de l'au-delà en affinité avec eux.

En plus de l'affinité, des liens karmiques provenant de vies passées jouent souvent un rôle capital : ils réunissent les parents, les enfants ou les frères et sœurs pour qu'ils dénouent leurs fautes en les reconnaissant.

Le quatrième Commandement est précieux lui aussi : «Tu honoreras père et mère !» Ce Commandement, qui ne s'adresse pas seulement aux enfants mais aussi aux parents, est bien souvent pris de façon trop unilatérale. En effet, en obéissant à ce Commandement, les parents doivent contribuer à rendre suffisamment vivante, par leurs actes et leurs pensées, la noble notion de paternité et de maternité afin d'être vraiment exemplaires et dignes d'être respectés.

C'est ainsi qu'une prise de conscience qui prend pour base les lois de la Création est une aide inestimable : elle permet de reconnaître ses fautes, elle favorise la compréhension mutuelle et une vie harmonieuse avec autrui.

Les faiblesses humaines

Qu'est-ce qui nous empêche de nous débarrasser d'une faiblesse que nous avons reconnue comme telle ?

L'être humain est capable de se débarrasser de toute faiblesse, mais il ne suffit pas qu'il le souhaite. Il faut que son vouloir soit sincère et immédiatement suivi d'actes *que les autres ne manqueront pas de remarquer.*

C'est donc une affaire de volonté personnelle. Si cette dernière est assez forte, il réussira ; cependant, il convient de *commencer par les petites choses* parce que c'est plus facile.

S'exercer à faire preuve de maîtrise de soi constitue une aide appréciable à cet égard. De plus, il ne faut pas hésiter à se faire conseiller moralement, mais ce genre de conseil devrait toujours être donné dans un sens *constructif* et conforme aux lois de la Création.

Cela revient à dire qu'un véritable «médecin des âmes» ne s'enquiert pas des faiblesses et des défauts de celui qu'il aide. Il ne les met pas à nu, mais il réveille au contraire les qualités qui sommeillaient en lui et qui, se trouvant renforcées, font automatiquement reculer puis disparaître les faiblesses et les défauts existants.

Mais, dans Son immense Amour et Sa grande Bonté, Dieu tient toujours prêtes des aides invisibles qui donnent force et assurance à celui qui, dans la détresse, demande avec humilité à être aidé.

La souffrance

Depuis des millénaires, ce mot occupe une place importante dans la vie humaine. Que de fois n'en a-t-on pas cherché en vain la véritable cause !

La solution la plus commode, celle qui, en fait, n'exige aucune réflexion ni aucun examen sérieux, se trouve dans l'affirmation que Dieu serait responsable de toute souffrance ici-bas. On se récrie : Pourquoi cet homme bon doit-il tant souffrir ? Comment Dieu a-t-Il pu permettre une chose pareille ? D'ailleurs, pourquoi souffre-t-on ?

Mais on oublie qu'il existe des lois que le Créateur a indissolublement ancrées dans Sa Création et auxquelles les êtres humains sont inexorablement soumis.

Dans le cas présent, il s'agit avant tout de la loi de la réciprocité des effets ou loi de cause à effet. Cette loi est expliquée dans la Bible de façon pertinente par ces simples paroles : «Ce que l'homme sème, il doit le récolter.» Elle apporte donc à l'être humain, en tant que karma ou destin, la souffrance qu'il a lui-même engendrée par ses intuitions, ses pensées et ses actes erronés, fût-ce au cours de vies terrestres fort lointaines.

En conséquence, s'il s'est un jour, en une libre décision, chargé d'une faute, c'est-à-dire s'il a commis un péché, ce péché tombe nécessairement sous la loi de la réciprocité des effets, et il lui faut récolter les fruits de ses actes au moment précis où les lois de la Création en décident. Il va de soi que cela est également valable pour le bien, étant donné que le bon vouloir lui apporte un bon karma qui ne peut être que source de paix.

Mais l'être humain a toujours la possibilité de se libérer de son mauvais karma ! Il est même capable d'éviter totalement que ce karma se manifeste, à condition toutefois qu'il se soit repris entre-temps pour que le choc en retour ne le touche plus et puisse prendre fin par un acte symbolique. Une fois de plus, on trouve là une grâce que Dieu accorde aux hommes.

Cependant, les malheurs qui nous frappent ne résultent pas tous d'un mauvais karma qui reflue sur nous. Il va de soi que tout karma doit avoir un *commencement*, ce qui est le cas lorsque quelqu'un a fait *intentionnellement* du tort à son prochain et lui a donc causé une souffrance. Le coupable a noué, *uniquement pour lui-même et par son libre vouloir, de nouveaux fils karmiques* qu'il lui faut dénouer selon les lois de la Création. Quant à celui qui est touché injustement, donc celui qui, étant innocent, est parfaitement étranger à la chose, il en tire néanmoins profit. La possibilité lui est offerte de mûrir plus vite sur le plan spirituel et terrestre, à plus forte raison s'il est prêt à pardonner sincèrement au coupable, conformément à l'affirmation contenue dans le Notre Père : «...comme nous pardonnons à ceux qui nous ont offensés.»

Prenons l'exemple de quelqu'un qui, par son penchant pour le mal, fait souffrir l'un de ses semblables ou lui porte préjudice. Il peut immédiatement obtenir le pardon de la personne en question, mais uniquement de cette dernière. Aucun fil néfaste du destin ne saurait dans ce cas en résulter pour lui. Mais le penchant coupable qu'il porte en lui et qui a été à l'origine du méfait ne peut lui être pardonné par quiconque. Il faut qu'il s'en libère personnellement par un vrai repentir qui équivaut à un revirement complet vers le bien. Et si, par la suite, il respecte et applique les lois de la Création au lieu de s'y opposer, la Grâce de Dieu, qui repose dans ces lois, sera toujours avec lui.

Donc, s'il est dit qu'il n'existe aucune répercussion du destin, bonne ou mauvaise, dont l'être humain n'ait été lui-même à l'origine, en cas de souffrance imméritée le choc en retour ne peut toucher *que* le coupable. Quant à la personne qui souffre sans être coupable, c'est-à-dire la victime, elle n'est assurément à l'origine d'aucun choc en retour !

Or, quel que puisse être le genre de la souffrance – qu'elle résulte d'une faute personnelle ou qu'elle vienne de quelqu'un d'autre – il y aura toujours moyen de se libérer de tout mal si, en une juste confiance en Dieu, l'homme prie pour que la force lui soit donnée. Il faut également qu'il ait le ferme vouloir de faire le bien et qu'il s'efforce de garder ses pensées pures. Aucune situation ne sera alors trop désespérée pour qu'il ne bénéficie pas de l'aide d'En-Haut.

Il n'est donc pas dans la Volonté de Dieu que les hommes soient obligés de souffrir ! Au contraire, Dieu ne veut pour eux que joie, paix et bonheur.

Et si malgré tout ils s'infligent une souffrance à eux-mêmes, ou s'ils l'infligent à autrui, ils agissent en toute liberté, sous leur propre responsabilité, et ils devront en subir les conséquences.

Dieu ne connaît pas la souffrance, elle lui est étrangère. Seul l'être humain la répand dans le monde depuis des millénaires. Il sera brisé par elle s'il n'en cherche pas en toute humilité la véritable cause *en lui-même.*

L'archange déchu

Pouvait-on exiger de l'humanité qu'elle reste bonne si Lucifer lui-même, un archange, avait failli ?

Il n'est pas rare que l'on pose cette question. Les explications qui suivent ont pour but d'y répondre.

Étant le porteur de Lumière, Lucifer devait éclairer l'esprit de l'être humain en cours d'évolution sur les plans de la matière, afin que ce dernier apprenne à utiliser et à dominer son intellect qui lui est indispensable sur Terre *en tant qu'instrument.*

Mais Lucifer s'opposa à Dieu en Lui désobéissant. Il imposa son propre vouloir et introduisit le faux principe de la tentation à la place du principe de l'amour secourable, ce qui apporta dans la Création la souffrance et la désolation, puisque ce principe était dépourvu d'amour et de miséricorde.

Afin de tenter et de séduire *l'être humain de la Terre,* Lucifer se servit de l'intellect humain, avec la vanité qui en résulte et qui constitue le plus grand piège pour l'humanité.

L'intellect trop affirmé, c'est-à-dire trop développé, prit donc le dessus, alors que l'esprit, qui devait en fait être le maître, fut opprimé. L'homme se coupa ainsi de Dieu parce que l'intellect, qui est engendré par le cerveau terrestre, se limite exclusivement à l'entendement terrestre et n'est en mesure ni d'établir la liaison avec les hauteurs lumineuses, ni de la maintenir, ce qui n'est possible qu'à l'esprit de l'être humain. Et pourtant, l'être humain n'était pas obligé de se soumettre au faux principe répandu par Lucifer.

Dieu a doté l'homme du libre arbitre qui est ancré dans son genre spirituel, et Lucifer n'a pas le pouvoir de lui enlever ce libre arbitre.

L'être humain est par conséquent en mesure de choisir librement entre le bien et le mal. Pour ce faire, il dispose sans réserve de toutes les aides provenant des hauteurs lumineuses, à condition qu'il choisisse le bon chemin. Ces aides sont si puissantes qu'il doit se faire violence pour succomber aux tentations de Lucifer.

De plus, Dieu et le Fils de Dieu Jésus ont donné respectivement aux êtres humains les dix Commandements et le Notre Père, qui sont valables pour tous les temps et constituent le meilleur soutien pour s'opposer victorieusement aux tentations de Lucifer.

Pour les raisons que nous venons d'évoquer, l'humanité ne saurait excuser son comportement erroné ou atténuer sa responsabilité en se retranchant derrière Lucifer.

Les faux prophètes

On parle beaucoup aujourd'hui des faux prophètes qui sèment l'inquiétude parmi les êtres humains et les séduisent par un prétendu savoir et de fausses promesses.

Il y a près de 2000 ans, Jésus avait déjà mis en garde contre eux en annonçant dans une grande prophétie que l'apparition des faux prophètes serait un signe particulier qui marquerait l'époque du tournant cosmique, qui est liée au Jugement dernier.

Cependant – et cela est à peine pris en considération – il a aussi précisé qu'au moment où apparaîtraient ces faux prophètes, viendrait le *vrai* Porteur de Vérité, celui qui est promis !

Or, comment pouvons-nous reconnaître le vrai «prophète» parmi les nombreux faux prophètes ? Car il ne fait aucun doute qu'un seul peut être le vrai !

Il y a à cet égard un signe qui ne trompe pas : la Parole de Vérité, le Message apporté par celui qui est promis ! On le reconnaîtra à sa Parole. Elle agit par elle-même et touche à l'heure dite tous ceux qui portent encore en eux une étincelle de Vérité.

Dans sa parabole des vierges sages et des vierges folles, Jésus a également appelé celui qui est promis le «fiancé». Les cinq vierges sages, c'est-à-dire les esprits humains spirituellement vigilants, l'ont reconnu, mais les cinq vierges folles, qui n'ont pas été suffisamment vigilantes lorsqu'il s'est présenté, ne l'ont pas remarqué. Jésus a ainsi exhorté l'humanité pour qu'elle reconnaisse à temps le Porteur de Vérité annoncé par lui !

Qu'est-ce que la Vérité ?

Ces mots exercent une emprise universelle et ne laissent pas les hommes en paix depuis que Pilate les a prononcés.

Beaucoup souhaitent ardemment trouver des valeurs qui leur permettent de se ressaisir intérieurement en toute confiance ; or, ce désir n'est rien d'autre que la nostalgie de la Vérité éternelle.

Seules des valeurs liées à la Vérité donnent un sens durable à une doctrine, un sens qui engage l'être humain et est déterminant pour son évolution spirituelle. Mais qu'est-ce que la Vérité ? Abd-ru-shin, qui a apporté le Message du Graal «Dans la Lumière de la Vérité», donne la réponse suivante :

«La Vérité est ce qui est éternel et inaltérable ! À jamais immuable dans sa forme, elle est ce qu'elle fut de toute éternité et elle demeurera toujours ce qu'elle est actuellement. Elle ne pourra donc jamais être susceptible d'amélioration, étant donné qu'elle est parfaite depuis le commencement. La Vérité existe *réellement*, elle "*est*" ! Seul ce qui est, est vie véritable. L'univers entier "s'appuie" sur cette Vérité !» (Questions et Réponses, n°50)

En conséquence, la Vérité ne peut être qu'en Dieu et en Lui seul ! Tout ce qui vient de Dieu renferme la Vérité : Sa Parole, Ses Lois et Ses Commandements !

La Vérité est présente dans la Création entière, et donc jusque sur la Terre, si bien que nous la retrouvons dans notre entourage immédiat, c'est-à-dire dans la nature et dans les lois naturelles qui sont, elles aussi, immuables et produisent toujours les mêmes effets. Ainsi, un grain d'avoine ne peut produire que de l'avoine, et il est impossible que des graines de chardon donnent du froment. C'est là un effet de la loi naturelle des semailles et des récoltes, qui est aussi appelée loi de réciprocité ou loi de cause à effet. On retrouve cette loi dans la Bible, où il est dit de façon on ne peut plus claire : «Ce que l'homme sème, il le récoltera.» (Gal. 6,7)

Goethe lui-même a écrit : «La nature a toujours raison.» Les lois de la nature, qui font partie des lois de la Création, restent en effet toujours identiques à elles-mêmes.

Cependant, les lois que Dieu a ancrées dans la Création ont une autre particularité : elles sont à l'œuvre de façon uniforme dans l'ensemble de la Création, aussi bien sur les plans visibles qu'invisibles.

En conséquence, la loi des semailles et des récoltes vaut également pour l'esprit humain, puisqu'il est un produit de la Création. Lorsque, par ses actes et par ses pensées, il met au monde quelque chose de mauvais, cela lui revient à un moment bien précis, en tant que récolte multipliée.

Ses bonnes actions et ses bonnes pensées refluent également vers lui au centuple, lui apportant la joie et la paix. C'est ainsi que l'esprit humain est lui-même l'auteur de son destin, bon ou mauvais, c'est-à-dire de son karma !

Mais l'esprit humain n'est pas exposé sans protection à de néfastes chocs en retour. Il peut, à condition qu'il le veuille, s'opposer au mal et même l'éviter en rendant, grâce à un bon vouloir constant, son irradiation suffisamment lumineuse pour que le mal qui tente de s'approcher se trouve neutralisé et ne lui apporte plus la moindre souffrance, ce qui revient à dire qu'il y a dénouement symbolique.

Cette possibilité d'empêcher le mal de s'approcher, ou de s'en libérer à temps, est une grâce de Dieu, tissée par Lui dans Ses Lois.

Il va de soi que l'esprit humain doit donner quelque chose en compensation de cette grâce : la confiance en Dieu et en Sa Volonté, qui est étroitement liée à l'obéissance à Ses Lois et à Ses Commandements.

Jamais un esprit humain ne sera en mesure de voir Dieu, qui trône en d'inaccessibles lointains (Ésaïe 55,9). Mais, en raison de son origine spirituelle, il a la faculté de chercher et de reconnaître la Volonté de Dieu dans les lois de Sa Création, ce qui représente pour lui une grande aide au cours de sa recherche de Dieu. De plus, il lui est possible de découvrir la Vérité divine dans son environnement le plus proche, dans la nature qu'il pollue et endommage pourtant si gravement.

Le signe de la Vérité divine est la Croix à branches égales. Il ressort de certaines découvertes faites lors de fouilles qu'il s'agit là d'un symbole qui était déjà connu sur Terre avant l'ère chrétienne et que l'on trouve encore de nos jours dans les églises, entouré ou non d'un cercle.

Le Christ, qui connaissait le vrai sens de la Croix de la Vérité, a dit en parlant de lui-même : «Je suis le chemin, la vérité, et la vie» (Jean 14,6). Citons aussi les paroles suivantes : «Celui qui ne prend pas sa croix, et ne me suit pas, n'est pas digne de moi» (Matth. 10,38), ou encore : «Si quelqu'un veut venir après moi, qu'il renonce à lui-même, qu'il se charge chaque jour de sa croix, et qu'il me suive.» (Luc 9,23)

On met aujourd'hui ces mots en relation avec la croix de souffrance du Christ, même si la notion de cette croix était totalement inconnue en ce temps-là.

Prendre la croix de souffrance serait donc lié, avant tout pour ceux qui sont prêts à suivre le Christ, à l'acceptation de la souffrance. À présent, cette notion fait d'ailleurs partie du vocabulaire, et l'on dit : «Dieu m'a chargé d'une lourde croix». Pourtant, Dieu ne veut pas que les hommes souffrent !

En réalité, le Christ voulait dire qu'il fallait prendre chaque jour la croix sur soi, c'est-à-dire vivre à tout moment de façon conforme à la Vérité, accueillir en soi la Vérité qu'il avait apportée par sa Parole !

Celui qui s'efforce de vivre selon un enseignement qui vient de Dieu, et par conséquent de la Vérité, celui-là tient également compte du Commandement rigoureux qui est inclus dans cet enseignement : nul n'a le droit de nuire consciemment à son prochain, que ce soit sur le plan de l'âme ou sur celui du corps !

Le sens de la beauté

Que de choses laides, horribles et sales n'y a-t-il pas sur la Terre ! Et les êtres humains ne manquent pas d'en rajouter journellement, dans des proportions gigantesques. Leurs pensées et leurs actes sont bien loin de la véritable beauté qu'ils déforment et défigurent de multiples façons !

Malgré tout, il existe un moyen de retrouver la beauté véritable. L'être humain trouve en effet dans la nature tout ce qui est inclus dans la notion de beauté. Il y a là suffisamment de modèles qu'il est en mesure de transposer dans sa vie journalière et dans son environnement.

Le sens de la beauté est le meilleur guide, un guide infaillible qui montre à l'esprit humain le bon chemin dans la Création. Celui qui cultive et entretient la beauté, qui ne saurait être séparée de l'harmonie, se conforme en réalité aux lois de Dieu, puisque la beauté authentique est étroitement liée à ces lois. Voilà pourquoi elle englobe et vivifie tout.

Le développement du sens de la beauté est avant tout une grande aide et un soutien pour les jeunes à un moment où la nostalgie de ce qui est plus élevé et plus noble souhaiterait se manifester et où naît l'élan qui conduit à une responsabilité pleine et entière, conformément aux lois de la Création.

La beauté de cette Création est merveilleuse ! L'être humain lui aussi – et tout particulièrement la femme, qui est douée d'une intuition plus délicate – dispose, en tant que don spirituel, de la faculté de contribuer à cette beauté et de l'amener à sa plus belle floraison.

Même si, depuis longtemps déjà, il a gravement défiguré la beauté véritable et n'en a tenu aucun compte, on peut malgré tout espérer à juste titre que, dans un avenir relativement proche, tous ses actes et toutes ses pensées en seront à nouveau pénétrés et que la Terre, si affreusement souillée, pourra renaître dans toute sa beauté !

Quel sera l'avenir ?

Nombreux sont ceux qui, pris d'inquiétude, se posent sérieusement cette question en constatant la situation désespérée qui est celle de l'humanité de la Terre. Il ne s'agit pas uniquement de la peur de l'atome et de la pollution de notre environnement, mais des catastrophes de toutes sortes qui se multiplient sans cesse.

Chaque pensée que nous émettons prend, sur le plan de la matière plus fine, une forme qui finit par se condenser ici-bas sur le plan terrestre de matière dense où elle devient visible, qu'il s'agisse de pensées bonnes ou mauvaises.

C'est ainsi que nous formons notre environnement. Or, en constatant les événements catastrophiques qui se produisent sur la Terre et prennent des proportions démentielles, nous nous demandons quelle peut bien être la nature de ce monde des pensées. Nous sommes désemparés et touchés au plus profond de notre être.

Depuis des millénaires, l'être humain a déclenché par son mauvais vouloir un cycle maléfique en ne respectant pas les lois de la Création. Aujourd'hui, au moment du tournant cosmique, ce cycle se ferme dans le Jugement dernier qui, selon la Volonté de Dieu, va s'abattre sur l'humanité.

La semence lève ! La fonction de réciprocité déclenche de grandes souffrances et une immense détresse. Les péchés de l'humanité, qui ont été accumulés au cours de nombreuses incarnations terrestres, prennent à présent des proportions gigantesques lors de l'ultime règlement des comptes.

Ce n'est que beaucoup plus tard, après les événements, que montera des âmes délivrées une joyeuse gratitude pour l'aide et la grâce de Dieu !

Toutefois, les habitants de la Terre se trouvent aujourd'hui devant les ruines de leur évolution spirituelle. Les progrès techniques n'y changent rien, eux qui, en tant que produits de l'intellect terrestre, ne se manifestent que sur le plan terrestre où ils peuvent, certes, être utiles, mais n'apportent pas la moindre valeur spirituelle susceptible d'être emmenée dans l'au-delà au moment de la mort.

Le désarroi, la peur et la méfiance règnent sur le monde. Quel sera donc l'avenir ?

L'être humain doit en venir à reconnaître que lui seul trouble la paix et que c'est *l'individu* qui est responsable, et non les gouvernements et les partis, les associations commerciales et politiques, pas plus que les communautés et les Églises qui, en fait, ne sont eux-mêmes formés que d'individus ! Si chacun s'efforce sincèrement de vouloir le bien et de devenir nouveau intérieurement, cela se répercutera sur les mariages et la famille, de même que sur les autres formes de vie en commun, peu importe lesquelles. Alors tout redeviendra sain et s'épanouira.

Si la puissance de Dieu ne déclenchait pas à présent une épuration générale sur les plans de l'au-delà et sur ceux de la Terre, l'être humain serait contraint d'étouffer dans le bourbier de matière subtile et de matière dense qu'il a lui-même créé. Il n'a en effet plus la force de s'en libérer par ses propres moyens.

Mais c'est à lui de contribuer à cette purification en travaillant avant tout sur lui-même et en retrouvant la pureté de ses pensées. Il pourra ainsi se libérer de tout ce qui est vil. En d'autres termes, il redonnera sa blancheur à la robe de son âme.

Pour ce faire, il doit absolument retrouver le chemin qui mène à Dieu, en se demandant sincèrement quelle est Sa Volonté. Or, il peut aisément reconnaître cette Volonté dans les lois de la nature et dans celles de la Création.

Il faut qu'il adapte aux lois divines sa vie terrestre tout entière – aussi bien sa vie familiale et sociale que ses lois et sa façon de gouverner – pour parfaire enfin ici-bas dans la paix son évolution telle qu'elle est voulue de Dieu. Cela lui permettra alors de s'élever vers les hauteurs lumineuses.

Voici les normes d'après lesquelles l'être humain doit s'orienter de nos jours pour assurer la continuation de la vie, et même la survie de l'environnement naturel sur la Terre : maintenir la pureté de ses pensées, avoir le ferme vouloir pour le bien ainsi que la nostalgie de ce qui est pur et élevé, ne plus infliger le moindre préjudice à son prochain et, en premier lieu, tenir compte des lois de la Création en les mettant en pratique !

Ce n'est qu'ainsi que se fera la grande ouverture vers une ère nouvelle faite de paix et de joie !

Jésus a parlé de cette ère nouvelle et du salut à venir, mais il a aussi averti l'humanité en rappelant que le Jugement dernier devait précéder l'ère nouvelle.

Quatrième partie

L'Apocalypse aujourd'hui

La Source de l'Eau de la Vie
(Apoc. 21,6)

La Terre est une grande école pour l'esprit humain. C'est ici qu'il doit évoluer pour atteindre un niveau de conscience qui entraîne une séparation définitive de l'emprise terrestre et une ascension continuelle dans les hauteurs de Lumière, jusqu'à ce qu'il puisse entrer au paradis en tant qu'esprit humain autoconscient.

Toutefois, une seule vie terrestre ne suffit pas pour que l'esprit humain parvienne à la prise de conscience personnelle, qui s'effectue en de nombreuses étapes, et pour qu'il saisisse les multiples aspects de la connaissance de la Création qui est indispensable à cet effet.

L'esprit humain doit donc revenir plusieurs fois sur Terre en s'incarnant dans un corps humain.

Il arrive souvent que l'on se retrouve lors de différentes vies terrestres. N'avons-nous pas parfois l'impression fugitive de connaître telle ou telle personne depuis fort longtemps, alors que nous la rencontrons pour la première fois ? Il en va de même pour certains lieux ou certaines contrées.

Il convient cependant de ne pas oublier que l'évolution de l'être humain de la Terre en vue de sa maturation spirituelle ne peut se prolonger à volonté, pas plus qu'elle ne saurait être interrompue et reprise aussi souvent qu'on le souhaiterait.

Une fleur elle non plus n'interrompt pas sans cesse sa croissance pour la reprendre plus tard ; elle se développe au contraire constamment, jusqu'à son plein épanouissement, pendant le délai qui lui est imparti par le Créateur.

Cette loi naturelle vaut également pour la croissance spirituelle de l'être humain qui, tout comme la fleur, est un produit de la Création. Dans la grande école de l'humanité, il lui est imposé, à lui aussi, un délai pendant lequel il doit avoir atteint l'apogée de son évolution spirituelle.

Or, cet apogée, qui devrait être atteint actuellement, dépend du grand tournant cosmique qui est lié à la maturité de la Création. Pareille maturité s'accompagne d'un ultime élargissement de la connaissance de la Création, jusqu'à la connaissance du *Saint-Graal* dont l'existence effective est confirmée et expliquée dans le Message du Graal «Dans la Lumière de la Vérité» de Abd-ru-shin.

Bien souvent déjà, au cours des millénaires, la révélation de l'existence du Graal sur le plan spirituel est venue jusque sur cette Terre. Mais l'intellect humain lui a donné un sens par trop terrestre, si bien que sa véritable origine resta confuse et que la vraie nostalgie de ce qui est élevé et pur – deux notions qui sont le propre du Graal – n'a pu naître dans l'âme humaine.

Du temps de Jésus, les êtres humains n'étaient pas encore suffisamment évolués pour être en mesure de saisir la connaissance du Graal. Il est dit dans l'Évangile de Jean (16,12-13) : «J'ai encore beaucoup de choses à vous dire, mais vous ne pouvez pas les porter maintenant. Quand le consolateur sera venu, l'Esprit de vérité, il vous conduira dans toute la vérité.» Jésus parle ici du Fils de l'Homme annoncé par lui et il le nomme «l'Esprit de vérité».

L'être humain doit se familiariser peu à peu avec l'idée que ce n'est pas seulement sur la Terre que tout prend forme, mais aussi dans les régions supraterrestres, même s'il s'agit de genres de la Création plus subtils et plus légers.

La Terre n'est en réalité qu'une reproduction on ne peut plus grossière de modèles qui existent déjà sur les plans supraterrestres et qui sont beaucoup plus parfaits et plus beaux que les formes qui nous sont visibles.

Le Saint-Graal existe réellement. C'est une Coupe qui se trouve dans le Manoir du Graal situé dans le royaume le plus élevé, dans la Création primordiale, à la limite du Royaume divin.

Le Manoir du Graal est le seul point de jonction entre la Création et Dieu ; on peut également dire que c'est l'endroit à partir duquel est transmise la Force qui vient du Royaume divin.

Depuis le commencement de la Création, par l'intermédiaire du Fils de l'Homme, le Saint-Esprit, le courant de force spirituelle afflue dans la Création à partir du Saint-Graal, telles des pulsations et en un rythme éternel, pour assurer son renouvellement et sa continuité.

De même que le cœur envoie par pulsations le sang à travers le corps, de même, une fois par an, à intervalles réguliers, la force spirituelle se déverse à nouveau dans la Création en provenance du Graal, *le jour de la Sainte-Colombe*. C'est le jour où la Colombe apparaît au-dessus du Graal et où la force se répand par l'intermédiaire du Saint-Esprit !

L'esprit humain vit lui aussi de cette force ; malheureusement, il l'a bien souvent mal employée et en a fait usage pour des choses viles, devenant ainsi l'élément le plus nuisible en ce monde !

Comme Jésus le leur avait promis, les disciples vécurent jadis de façon toute particulière cette descente de la force, c'est-à-dire le renouvellement annuel de la force.

Dans l'Apocalypse, qui fut donnée du point de vue *spirituel*, Jean décrit dans un langage imagé de nombreux événements et mentionne différents lieux et personnages se rapportant au Graal. Son œil spirituel contempla en images des événements prodigieux qui se produisirent et se produiront encore depuis le Royaume divin jusqu'en bas, dans les profondeurs des ténèbres !

C'est ainsi qu'il désigna comme étant le «temple de Dieu» le Manoir du Graal qui se trouve sur le plan spirituel. (11,19 ; 15,5)

Or, la *«source de l'eau de la vie»* mentionnée au chapitre 21, verset 6 *est le Saint-Graal !*

Aussi inhabituel que ce nouveau savoir puisse paraître au premier abord, celui qui cherche sera obligé de s'en occuper sérieusement, puisque *le moment en est venu !*

La véritable connaissance du Graal donnera une empreinte spirituelle à la nouvelle ère qui s'instaure avec le tournant cosmique parce que l'esprit humain sera en mesure d'accueillir à l'heure dite, consciemment et avec gratitude, pour la bénédiction et pour la joie de toutes les créatures de la Création, la force qui afflue du Saint-Graal : l'eau de la vie.

En conséquence, ces paroles de l'Apocalypse sont pleines de promesses : «Je suis l'Alpha et l'Oméga, le commencement et la fin. À celui qui a soif, je donnerai de la source de l'eau de la vie, gratuitement» (21,6), et aussi : «Que celui qui a soif vienne ; que celui qui veut, prenne de l'eau de la vie, gratuitement.» (22,17)

Celui qui utilise comme il se doit cette force issue du Saint-Graal voit s'ouvrir les portes du paradis. Il est alors autorisé à recevoir la «couronne de vie» (Apoc. 2,10) et il lui est donné de subsister éternellement !

Nous vivons actuellement l'un des accomplissements les plus importants de l'Apocalypse : nous sommes dans le tournant cosmique, dans le Jugement dernier ! Des événements bouleversants, qu'il n'est plus possible de retenir, de même qu'une abondance de signes, nous le montrent incontestablement.

Le monde est déséquilibré en raison de la culpabilité de l'humanité durant des millénaires, et seul Dieu peut encore rétablir l'équilibre.

Cependant, dans la détresse et la confusion générales, le Message venu du Graal apporte, en provenance des hauteurs lumineuses, aide et salut.

Au milieu de la destruction de tout mal, ce Message transmet la force nécessaire au renouveau et à l'édification.

Le Jugement dernier

Plus que jamais, on parle à présent du Jugement dernier qui doit venir.

Il ne fait aucun doute qu'il faut qu'il y ait un jour un Jugement dernier. En dehors de nombreuses prophéties bibliques, nous disposons de deux témoignages importants rapportés eux aussi dans la Bible : les prophéties de *Jésus* dans les Évangiles de Matthieu, de Marc, de Luc et de Jean, de même que *l'Apocalypse* appelée également «Révélation de Jean».

La question de savoir quand ce Jugement dernier va se déclencher est assurément la première qui se pose. Jésus a répondu : «Pour ce qui est du jour et de l'heure, personne ne le sait, ni les anges des cieux, ni le Fils, mais le Père seul.» (Matth. 24,36)

Cependant, Jésus nous a donné dans une parabole une indication importante concernant le moment approximatif de la venue du Jugement : «Instruisez-vous par une comparaison tirée du figuier. Dès que ses branches deviennent tendres, et que les feuilles poussent, vous connaissez que l'été est proche. De même, quand vous verrez toutes ces choses, sachez que le Fils de l'homme est proche, à la porte.» (Matth. 24,32-33)

Le figuier qui mûrit annonce l'été, mais qu'est-ce qui montre que le Jugement dernier approche ? Le nombre impressionnant d'événements se produisant sur Terre et leur accélération sans cesse grandissante !

Citons la famine et la sécheresse, les catastrophes naturelles et économiques, les guerres et les troubles politiques, les crimes en tous genres, sans oublier l'autodestruction et les faux prophètes.

Ce sont là autant de signes avant-coureurs qui nous annoncent que la fin du Jugement dernier, que l'on nomme également le *Jugement cosmique*, est proche.

En constatant tout ce qui se produit dès aujourd'hui sur Terre et tout ce qui se passe dans leur vie, les êtres humains deviennent en fait de plus en plus conscients que le temps de l'Apocalypse a peut-être même déjà commencé.

Il convient également de mentionner ici une importante prophétie extraite du livre d'Ésaïe (8, 10) : «Formez des projets, et ils seront anéantis ; donnez des ordres, et ils seront sans effet ; car *voici Imanuel*» (traduction de Luther). Dans le chapitre précédent, le nom Imanuel est également mentionné : «Voici, une vierge deviendra enceinte, elle enfantera un fils, et elle lui donnera le nom d'Imanuel.» (Ésaïe 7,14)

Jusqu'à présent, le nom Imanuel ne fut pas reconnu dans son sens véritable parce que, sans se poser de questions, on a tout simplement adopté le point de vue de Matthieu selon lequel Imanuel serait Jésus. *Or, Imanuel n'est pas Jésus !* Il s'agit ici de l'un des cas où l'évangéliste, en rassemblant les textes transmis, a ajouté son opinion personnelle erronée, bien entendu sans mauvaise intention (1, 22-23). Jésus ne se nomma jamais Imanuel !

Imanuel est lui aussi un Fils de Dieu. Il est connu sous le nom de «Fils de l'Homme» et de «Saint-Esprit». Jésus l'annonça comme étant le Juge des mondes : «Cependant je vous dis la vérité : il est avantageux que je m'en aille, car si je ne m'en vais pas, le consolateur ne viendra pas vers vous ; mais, si je m'en vais, je vous l'enverrai. Et quand il sera venu, il convaincra le monde en ce qui concerne le péché, la justice, et le jugement...» (Jean 16,7-8)

C'est ainsi que Imanuel, le Fils de l'Homme, est la Justice exécutive dont les lois éternelles et immuables régissent la Création.

Tout ce que font les hommes sans se conformer à ces lois ne peut subsister et est condamné à disparaître. Mais, à partir de maintenant, cela s'accomplit en une accélération inquiétante, avec l'intervention de la Force divine qui, au temps du Jugement, pénètre la Création sans subir d'altération. «Car voici Imanuel !»

Les actes erronés ne pourront plus rester longtemps cachés, comme ce fut le cas jusqu'ici ; ils devront au contraire se montrer tels qu'ils sont et devenir visibles pour tous dans de très brefs délais. Le nombre sans cesse croissant d'échecs dans les réunions, les conférences et les négociations, de même que le désarroi et la méfiance, sont la preuve que les délibérations et les discours sont erronés. Tout cela montre on ne peut plus clairement que le Jugement dernier est proche !

Lors de ce Jugement, l'être humain prononce sa propre sentence, puisque : «Ce que l'homme sème, il doit le récolter !» Cette loi de la Création ne s'applique pas uniquement aux semailles effectuées dans la nature. Les actes, les pensées et les intuitions des êtres humains y sont également soumis : ce sont des formes qui engendrent des effets, même si ces derniers ne sont pas nécessairement visibles sur le plan terrestre. L'Apocalypse les qualifie d'ailleurs d'«œuvres», et le Juge des mondes déclare : «Voici, je viens bientôt, et ma rétribution est avec moi, pour rendre à chacun selon ce qu'est son œuvre.» (Apoc. 22,12)

Les Évangiles et l'Apocalypse décrivent en détail

le déroulement du Jugement dernier. Nous mesurons à quel point l'être humain a péché en constatant les nombreux et terribles fléaux qui y sont mentionnés ! L'humanité doit à présent récolter les fruits des mauvaises actions et des mauvaises pensées qu'elle a semées avec obstination pendant des millénaires. Et les sentences, dont elle est elle-même la cause, seront exécutées par le Juge des mondes dans le cadre de ses lois de la Création !

Il en résulte que ni les États ni les partis, ni les employeurs ni les employés, pas plus que les Églises, ne sont responsables de la situation, mais uniquement *l'individu*, en raison de ses actes erronés qui vont à l'encontre des lois de la Création.

À l'ère du tournant cosmique, la survie dépendra uniquement du fait que les hommes s'adapteront ou non aux lois immuables de la Création, lois dont ils ont si peu tenu compte jusqu'à présent. Ils se soumettront ainsi à la Volonté de Dieu !

Le Message du Graal «Dans la Lumière de la Vérité», de Abd-ru-shin, explique ces lois de façon détaillée et compréhensible.

Pour le moment, les signes avant-coureurs du Jugement dernier se montrent tour à tour en différents lieux de la Terre, si bien qu'il en résulte une situation singulière : alors que, en de nombreux endroits, des catastrophes toutes plus terribles les unes que les autres s'abattent déjà sur l'humanité, dans d'autres parties de la planète, les êtres humains peuvent suivre ces événements, par exemple à la télévision, sans avoir encore à en souffrir.

Mais où est celui qui se laisse déjà toucher par les événements s'il n'en est pas personnellement victime ?

Il est pourtant voulu que nous nous préoccupions des événements du Jugement dernier qui est proche, afin d'en tirer une leçon et de mûrir spirituellement !

Si nous faisons l'effort de partager la souffrance et la détresse de nos contemporains, nous réveillons en nous la *compassion* qui est une *vertu* capable de nous protéger de bien des maux.

Et si malgré tout l'affliction et la détresse s'approchent un jour de nous, une prière profondément ressentie, empreinte d'humilité et de foi en Dieu, nous aidera en toutes circonstances à faire naître en nous l'espoir et la confiance. N'oublions pas l'adage : *«Quand la détresse est à son comble, l'aide de Dieu est la plus proche !»*

Certes, le Jugement final ou Jugement dernier ne signifie pas la destruction de l'ensemble de l'humanité : il apporte au contraire la grande purification du monde, qu'il débarrasse de tout mal. Finalement, tous ceux dont le cœur est pur vivront l'accomplissement tant espéré de la *promesse du Règne de paix* que sera *le Règne de mille ans !*

Le Règne de paix à venir

Même si nous devons vivre le présent, nous pensons parfois à l'avenir avec quelque inquiétude. Celui qui se sent fortement préoccupé par la situation qui devient de plus en plus confuse sur cette Terre se demande ce que réserve l'avenir. En fait, est-il encore possible de sortir du triste contexte de l'époque actuelle ? Certes, on parle d'un Règne de paix qui doit venir un jour, mais de quoi sera-t-il fait ?

Il existe un avenir plein de promesses pour tous les êtres humains qui portent encore en eux une étincelle de nostalgie pour la Lumière, et cet avenir est fondé sur le Règne de paix qui durera mille ans sur cette Terre. Que les êtres humains le vivent dans leur vêtement terrestre actuel, ou lors d'une incarnation ultérieure, ou encore depuis l'au-delà, il n'est plus tellement éloigné.

Dans l'Apocalypse, la vision du Royaume de paix est mentionnée au chapitre 21, verset 3. Le fait que Dieu régnera dans ce Royaume est exprimé de la façon suivante : «... Voici la demeure de Dieu avec les hommes ! Il habitera avec eux, et ils seront son peuple, et Dieu lui-même sera avec eux...»

Le nom «Imanuel» est inclus dans ces derniers mots. En effet, comme le dit Matthieu (1, 23), ce nom signifie «Dieu avec nous».

Pendant ce Règne de paix, il s'agit d'adapter les lois terrestres – comme, du reste, l'ensemble de la vie sur Terre – aux lois de Dieu dans la Création, lois dont font aussi partie les lois naturelles. Tel ne fut cependant pas le cas jusqu'à présent, comme le prouve la situation actuelle si déprimante.

Pendant le nouveau Règne de Dieu, l'être humain conservera, certes, son libre arbitre mais, sous la pression renforcée des radiations, il ne pourra plus l'employer pour des pensées et des actions mauvaises sans en subir aussitôt les conséquences. Cela signifie que la réciprocité des effets entrera immédiatement en action et qu'il devra instantanément récolter ce qu'il a semé, tandis qu'un temps souvent assez long s'écoulait jusqu'alors entre les semailles et les récoltes spirituelles.

En tant que couronne de la Création, ou plus précisément en tant que maître sur les plans matériels de la postcréation, l'être humain doit donc réapprendre à reconnaître et à suivre les lois de son Dieu.

Il convient avant tout de respecter la loi de l'indispensable équilibre entre le donner et le recevoir, qui est déterminante pour le maintien de la Création entière.

Ce n'est que si le donner et le recevoir s'équilibrent, dans ce qui est grand comme dans ce qui est petit, que le mouvement et le progrès sont sains et donc source de bonheur et de paix.

C'est dans ce sens que doivent être comprises les paroles de Jésus : «Il y a plus de bonheur à donner qu'à recevoir.» (Actes 20,35)

Il faut par conséquent que l'être humain approfondisse les lois de la Création afin d'y découvrir la Volonté de Dieu à laquelle il doit conformer l'ensemble de sa vie terrestre, qu'il s'agisse de législation, de jurisprudence, d'art, d'éducation, de science, de santé publique, ou bien de commerce, d'industrie, de technique, ou encore de finances et de questions militaires.

La connaissance du savoir de la Création qui en résultera sera avant tout enseignée dans les écoles pour que les enfants grandissent déjà avec ce savoir en prenant conscience qu'ils ne sont que des *créatures* qui doivent se soumettre à la Volonté du Créateur.

Dans le nouveau Royaume, l'homme devra aussi modifier fondamentalement l'ordre social actuel pour se conformer à l'ordre de la Création, ce qui signifie que les êtres humains de la Terre seront répartis en groupes précis, selon leurs affinités, comme c'était l'usage chez les peuples anciens au sein desquels il y avait des castes de prêtres, de médecins, de guerriers, d'artistes, de commerçants, d'artisans, etc. En ce temps-là, les êtres humains avaient encore connaissance de *la loi de la Création qu'est l'attraction des affinités* dont il est question ici et qui est restée vivante dans le dicton bien connu : «Qui se ressemble s'assemble». Cette loi illustre en même temps la façon dont il convient d'adapter la vie terrestre aux lois de la Création.

Chacun vivra ainsi dans le milieu qui correspond à sa nature, là où il se sent à son aise parmi ses semblables et où il est en mesure de poursuivre son évolution en vibrant harmonieusement avec les autres.

Tout cela exige en retour que l'on soit dirigé de façon saine, c'est-à-dire qu'il y ait obligatoirement des personnalités douées de vraies qualités de chef, qualités parmi lesquelles il faut avant tout ranger le sens de la justice et un comportement exemplaire.

Dans la Création, il est fondamental que certains guident et dirigent les autres. Tant qu'il y a une évolution, il faut des guides qui occupent à chaque fois un niveau plus élevé ; ils doivent donc avoir une plus grande expérience que ceux qu'ils ont à diriger, et exercer leur charge avec des compétences remarquables. Ces guides sont toujours choisis et établis dans leurs fonctions par une instance supérieure, qui n'est elle-même qu'un maillon de la chaîne des guides qui, depuis les hauteurs spirituelles les plus élevées, descend jusque sur la Terre. C'est ainsi que, plus tard, chaque peuple aura à nouveau un guide désigné «d'en-haut» – donc du spirituel – sous la conduite duquel sa beauté et sa propre culture pourront s'épanouir jusqu'à leur apogée.

En conséquence, le système démocratique des partis qui est le nôtre aujourd'hui ne correspond pas aux lois de la Création et représente au fond un désavantage pour l'évolution terrestre et spirituelle. Les querelles et les scissions permanentes au sein des partis n'en sont-elles pas la preuve ?

D'un autre côté, il est compréhensible que cette forme de gouvernement constitue une évolution plus ou moins obligatoire après que, durant des millénaires, des souverains absolus en tous genres eurent abusé de leur pouvoir, au point que la croyance dans le juste exercice d'une si haute fonction s'est perdue. L'expression : «par la grâce de Dieu» ne fut elle aussi bien souvent qu'extérieure, alors que ce sont justement ces mots qui auraient dû représenter un engagement à respecter tout particulièrement les lois de Dieu !

Les fondements des nouvelles formes de gouvernement, cependant, ne seront plus les systèmes et les lois mis en place par l'homme, mais les lois divines, qui doivent être reconnues et respectées par les individus, par les familles et par les gouvernements, donc à la fois dans la vie privée et dans la vie publique.

Lorsqu'on en est arrivé là, lorsque le salut *spirituel* occupe la première place dans l'évolution humaine, la lutte des classes cesse puisque, par sa naissance, chacun se trouve à la place qu'il a lui-même choisie et à laquelle il peut évoluer, spirituellement et terrestrement, pour acquérir une personnalité qui lui soit propre.

Ainsi naît une nouvelle façon de penser. Elle est capitale, et elle donnera un sens nouveau aux expressions qui se rattachent au mot «social», à savoir que les classes qui se constituent *naturellement* ne se trouvent *ni au-dessous ni au-dessus des autres,* mais *les unes à côté des autres,* et qu'elles œuvrent ensemble pour que les êtres humains deviennent tels qu'ils doivent être.

Tous ceux qui sont réunis dans ces classes ou castes, aussi différent que puisse être leur niveau de culture terrestre, ont en effet une origine commune et donc aussi un *but commun* : le *paradis humain* dans le royaume du spirituel éternel.

Or, dans le Royaume de paix à venir, il s'agit de faire de la Terre un reflet du paradis céleste. Ce doit être un Royaume de paix véritable, qui ne peut naître dans la Création que si les êtres humains vivent à l'avenir de façon rigoureusement conforme aux lois divines qu'ils auront alors reconnues.

Tout cela peut encore être considéré aujourd'hui comme une chose impossible, mais il est bon et utile de s'en préoccuper dès à présent en pensée. Car les pensées agissent et préparent le chemin de l'ère nouvelle qui s'annonce avec force sous l'effet de nouvelles radiations cosmiques !

Réflexions sur l'Apocalypse

L'Apocalypse, que l'on appelle aussi «la Révélation de Jean», ne doit pas être interprétée selon des notions terrestres, c'est-à-dire dans un sens temporel. Elle est beaucoup plus grande, beaucoup plus vaste, et il convient avant tout de la comprendre du point de vue spirituel.

Les mots : «ce qui doit arriver bientôt», que l'on trouve au verset 1, sont à prendre au sens spirituel. Sur le plan terrestre, les choses prennent beaucoup plus de temps, car mille ans sur Terre sont comme un jour dans le spirituel. (Psaume 90,4)

Un seul fut jugé digne de recevoir la grande révélation des événements passés et à venir : Jean-Baptiste, de qui Jésus disait : «Je vous le dis en vérité, parmi ceux qui sont nés de femmes, il n'en a point paru de plus grand que Jean-Baptiste.» (Matth. 11,11)

Jean ne reçut pas non plus l'Apocalypse ici-bas pendant son séjour sur l'île de Patmos située dans la mer Égée mais, après sa mort terrestre, sur l'île de Patmos qui se trouve dans le royaume spirituel, encore plus haut que le paradis des esprits humains. Il la retransmit à un être humain de la Terre ouvert spirituellement à cet effet, qui la transcrivit en mots terrestres. C'est ainsi que nous fut donné le Livre aux sept sceaux : l'Apocalypse.

L'Apocalypse offre une extraordinaire vue d'ensemble des événements qui se sont effectivement produits et qui se produiront encore, aussi bien dans le royaume divin que tout en bas dans les plus grandes profondeurs des ténèbres. Elle n'apporte pas seulement une vision de l'avenir mais aussi du passé, afin de montrer les rapports entre tout ce qui est et de permettre de mieux comprendre ce qui doit venir. La langue de l'Apocalypse est une langue imagée, et chaque image correspond à un événement précis. Son interprétation n'est toutefois possible que dans un sens spirituel parce qu'elle fut donnée à partir du spirituel. L'Apocalypse est l'expression de la Volonté divine, son origine se situe donc bien au-dessus des opinions et des conceptions humaines.

«Dans la Lumière de la Vérité»

Message du Graal de Abd-ru-shin

Parmi tous les ouvrages traitant de sujets d'ordre spirituel, cette œuvre tient une place toute particulière. Elle apporte la connaissance des lois régissant la Création entière et elle révèle au lecteur la connaissance profonde des rapports entre tout ce qui existe.

L'auteur écrit : «...Ce que je veux, c'est combler les lacunes qui, dans les âmes humaines, sont autant de questions restées sans réponse jusqu'à ce jour et qui tourmentent chaque penseur sérieux s'il cherche sincèrement la Vérité.»

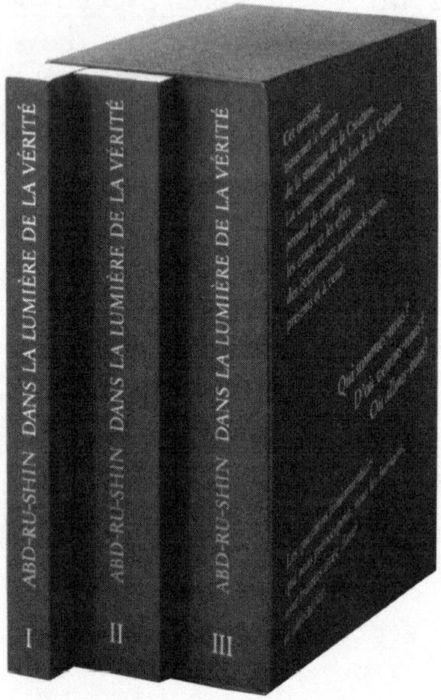

Édition en trois volumes :

Relié

Tome I	226 pages
Tome II	472 pages
Tome III	500 pages

Édition en format de poche :
Tomes I, II, III

L'édition originale est en allemand.
Des traductions sont disponibles en : anglais, arabe, espagnol, estonien, français, hongrois, italien, néerlandais, persan, polonais, portugais, roumain, russe, slovaque, tchèque.

Cette œuvre a été diffusée à un million d'exemplaires dans le monde

Autres ouvrages de Abd-ru-shin publiés par les Éditions du Graal:

Les Dix Commandements de Dieu et le Notre Père
expliqués aux hommes par Abd-ru-shin
110 pages, format de poche

Y as-tu songé ?
Recueil de citations extraites de l'œuvre
«Dans la Lumière de la Vérité»
48 pages, relié

Prières
données aux hommes par Abd-ru-shin
16 pages, en fascicule

Éditions du Graal :
Adresses pour obtenir des renseignements dans les pays suivants:

Allemagne	Stiftung Gralsbotschaft Lenzhalde 15, 70192 Stuttgart Tél : 0711 294355 Email : info@gral.de
Belgique	Éditions du Graal Victor Rauterstraat 101 1070 Bruxelles Tél/fax : 068 334016
Cameroun	Monsieur Michel Mékiage P.O. Box 2994, Yaoundé
Canada	Publications du Graal C.P. 3568, Chénéville Qc, J0V 1EO Tél/fax : (819) 428-2898 Email : fdgc@magma.ca
Congo	Le Message du Graal au Congo Kinshasa 1 Email : emgece@usa.net
France	Éditions du Graal 23, rue Colbert 93100 Montreuil-sous-Bois Tél : 01. 48.57.71.05, Fax : 01. 48.57.83.92 Email : edigraal@editions-graal.fr
Suisse	Éditions Gralswelt Fliederweg 5, 3007 Bern Tél : 031-3825352 Email:buchvertrieb-gralswelt@bluewin.ch

Pour d'autres pays, adresses sur demande